全国第四次中药资源普查项目（河北省）系列丛书

U0265683

河北省常见中药材
采收、加工与炮制技术

郑玉光　马东来　主编

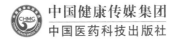

中国健康传媒集团

中国医药科技出版社

内容提要

　　本书为全国第四次中药资源普查的成果之一，是对河北省常见中药材适宜采收技术、产地加工方法、炮制技术、质量标准等方面的研究及总结。第一章至第四章简要介绍了中药材的采收、产地加工、炮制方法及质量标准等内容；第五章至第十章详细介绍了50种河北省常见中药材的采收、产地加工、炮制方法及质量标准。本书可用于指导中药学专业教学与培训、科研与生产，以提高其中药材规范化生产技术水平。

图书在版编目（CIP）数据

河北省常见中药材采收、加工与炮制技术 / 郑玉光，马东来主编 . —北京：中国医药科技出版社，2020.5

全国第四次中药资源普查项目（河北省）系列丛书

ISBN 978-7-5214-1719-7

Ⅰ . ①河… 　Ⅱ . ①郑… ②马… 　Ⅲ . ①中药材—采集—研究 ②中草药加工—研究 ③中药炮制学—研究 　Ⅳ . ① R28

中国版本图书馆 CIP 数据核字（2020）第 057726 号

美术编辑　陈君杞
版式设计　锋尚设计

出版　**中国健康传媒集团** | **中国医药科技出版社**
地址　北京市海淀区文慧园北路甲 22 号
邮编　100082
电话　发行：010-62227427　邮购：010-62236938
网址　www.cmstp.com
规格　787×1092mm 　$^{1}/_{16}$
印张　9$^{1}/_{2}$
字数　170 千字
版次　2020 年 5 月第 1 版
印次　2020 年 5 月第 1 次印刷
印刷　北京盛通印刷股份有限公司
经销　全国各地新华书店
书号　ISBN 978-7-5214-1719-7
定价　56.00 元

获取新书信息、投稿、为图书纠错，请扫码联系我们。

《河北省常见中药材采收、加工与炮制技术》 编委会

主　编　郑玉光　马东来

副主编　温子帅　王　乾　郑开颜　李新蕊　齐兰婷

编　委（按姓氏笔画排序）

马东来　王　乾　司明东　刘惠娴　齐兰婷

孙会改　严玉平　李　菁　李梦颖　李新蕊

郑开颜　郑玉光　郭　慧　温子帅　薛紫鲸

前言

　　河北省是中药材生产流通大省，中药材种植历史悠久。近年来中药材人工种植迅速发展，中药材的种植模式形式多样，包括专业合作社、新型药农、基地公司、药企等。为了满足广大药材生产和经营人员对中药材采收、产地加工与炮制技术的需求，我们组织全国第四次中药资源普查（河北省）的技术专家和河北中医学院药学院师生编写了本书。

　　本书共分十章，其中第一章至第四章简要介绍了中药材的采收、产地加工、炮制方法及质量标准等相关内容；第五章至第十章选择了50种河北省常见中药材，对其采收、产地加工、炮制方法及质量标准等方面进行了详细论述。在作者编写本书过程中，除了梳理总结传统加工经验，也参考了最新的科研成果，注重内容新颖、形式多样，融入新知识、新技术、新成果。本书的出版，为提高中药材规范化生产技术水平和人才培养质量提供参考。

　　为了编写好本书，全体编委密切合作，发挥各自的特长。但由于编写者水平所限，书中缺点和错误在所难免，殷切希望广大读者提出宝贵意见和建议，以便修订，使之不断完善。

　　感谢全国第四次中药资源普查项目（河北省）对本书编写的支持。

编者

2019年8月

目录

第一章

中药材的采收

中药材种类繁多，药用部位不同，其采收规范与否，直接影响药材的产量和质量，也是中药生产中的关键技术之一。中药材采收的合理性主要体现在采收的时间和技术性上。时间是指采收期和生长年限；技术性是指采收方法和药用部位的成熟程度等。两者联系紧密，并直接决定了药材的收获产量、活性成分及毒性成分的含量，乃至药材的品质等级。因为它们决定了药材的产量、有效组分和毒性成分的含量，以及药材商品的品质等级等。因此，为了获取药材的优质丰产，应当根据药用植物的生长发育状况和药效成分在体内积累的规律，以及自然条件等因素，确定适宜的采收期和采收方法。

一、采收方法

不同的植物或入药部位采收方法是不同的，植物类药材采收方法主要有以下几种。

1．挖掘

适用于收获根、地下茎或部分全草入药的药用植物。挖掘时应注意保持根皮的完整性，避免损伤而影响药材的质量。

2．收割

适用于收获全草类、花类、果实和种子类药材，且成熟程度较一致的草本药用植物。应根据入药部位，或齐地割下全株，或只割取花序或果穗；有的全草类药材可一年采收两次或多次，在第一、二次收割时应注意留茬，以利于植株的再次萌发，保障下次产量，如薄荷、瞿麦等。花、果实和种子的采收，亦应根据种类不同区别对待。

3．采摘

适用于成熟程度不一致的叶、花和果实的药材采收。为了保证其品质与产量，有些中药材需分批采摘且需要避免损伤未成熟的部分，如辛夷花、菊花、金银花等，也要避免采收时遗漏，以免其过度成熟而发生脱落、枯萎、衰老变质等。

4．击落

适用于树体高大的木本或藤本植物的果实、种子的采收，收获时多以器械击落而收集，如胡桃等药材。击落时最好在植物体下垫上草席、布围等，以便收集和减少损失，同时也要尽量避免对植物体的损伤或其他危害。另外，有一些药材如佛手、连翘、栀子等由于果实、种子个体较大，或者枝条易折断等原因，尽管成熟度较为一致，但也不建议用击落的方法采收。

5. 剥离

适用于以树皮或根皮入药的药用植物的采收，如黄柏、厚朴、杜仲、牡丹皮等。树皮和根皮的剥离方法略有不同。树皮的剥离方法又分为砍树剥皮、活树剥皮、砍枝剥皮和活树环状剥皮等。灌木或草本根部较细时，剥离根皮的方法为：①用刀顺根纵切根皮，将根皮剥离；②用木棒轻轻捶打根部，使根皮与木质部分离，然后抽去或剔除木质部，如牡丹皮、地骨皮和远志等。

6. 割伤

适用于树脂类入药的药用植物，如安息香、松香、白胶香、漆树等，常采用割伤树干收集树脂。

二、各类中药材的传统采收

传统采收方法的确定通常要考虑诸多自然因素，如中药基源的生物学特性、药用部位的生长特点、成熟程度、采收的难易和产量等，以决定每种中药材的采收时间和采收方法。

1. 根及根茎类

根及根茎类中药材一般在秋、冬季节植物地上部分即将枯萎时以及春初发芽前采收。此时为植物生长停滞期或休眠期，根或根茎中贮藏的营养物质相对较为丰富，通常活性成分含量也比较高。但也有例外情况，如黄芪、草乌、黄连、党参等在秋季采收，而太子参、半夏、附子等则以夏季采收有效成分含量高、质量好。现把部分品种较适宜的采收期列表1-1介绍仅供参考。

2. 茎木类

茎类中药材一般在秋、冬季节植物落叶后或春初萌芽前采收，如大血藤等；若与叶同用的药材，则宜在植物的花前期或盛花期采收，如忍冬藤、络石藤等。木类中药材为植物木质部或其中的一部分，大部分全年均可采收，如降香、沉香、苏木（心材）等。

3. 皮类

皮类中药材主要来源于木本植物干皮、枝皮和根皮，少数来源于多年生草本植物，如白鲜皮。皮类中药材一般在清明至夏至之间采收。因为此时皮内营养物质丰富，浆汁充足，皮部和木部容易剥离，剥离后伤口较易愈合，有利于药材的再生长，如杜仲、黄

表 1-1　部分根及根茎类中药材最适宜采收季节

季节	品种
春季	甘草、丹参、拳参、虎杖、赤芍、北豆根、地榆、苦参、远志、甘遂、白蔹、独活、前胡、藁本、防风、柴胡、秦艽、白薇、紫草、射干、莪术、天麻、黄芩、南沙参、桔梗、苍术、紫菀、漏芦、三棱、百部、黄精、玉竹等
夏季	延胡索、附子、川乌、太子参、贯众、川芎、白芷、半夏、川贝母、浙贝母、麦冬等
秋季	黄芪、狗脊、防己、威灵仙、草乌、白芍、黄连、升麻、商陆、常山、人参、三七、当归、羌活、北沙参、龙胆、白前、徐长卿、地黄、续断、党参、香附、白附子、重楼、天冬、山药、白及等
冬季	大黄、何首乌、牛膝、板蓝根、葛根、玄参、天花粉、白术、泽泻、天南星、木香、土茯苓、姜黄、郁金等

柏、苦楝等。根皮则以秋末冬初采收为宜，并趁鲜抽去木心，如牡丹皮、香加皮、五加皮等。

4. 叶类

叶类中药材通常在花前盛叶期或花盛期时采收。此时，植物枝叶生长茂盛，养料丰富，分批采叶对植株影响不大，如荷叶、艾叶、紫苏叶等。个别经冬不凋的耐寒植物或特殊药用部位者，则必须在秋、冬二季采收，如桑叶等。有的还可与其他药用部位同时采收，如人参叶等。有的则应采集落叶，如银杏叶等。

5. 花类

花类中药材多在花蕾含苞未放时采收，质量较好，如花已盛开，则易散瓣、破碎、失色、香气逸散，严重影响质量。如金银花应在夏秋花蕾前头蓬大由青转黄时采摘，辛夷在冬末春初花未开放时采摘，玫瑰在春末夏初花将要开放时采摘，槐米在夏季花蕾形成时采摘，其有效成分含量高，质量好。也有部分花类中药材在花开放时采收，如洋金花等；个别花朵陆续开放的植物，应分批采摘，以保证质量，如红花等。有些药材不宜过迟采收，过期则花粉会自然脱落，影响产量，如蒲黄等。

6. 果实、种子类

果实类中药材多在自然成熟或将近成熟时采收较好；种子类中药材应在种子完全发育成熟、籽粒饱满、有效成分含量高时采收较好。如火麻仁、五味子、王不留行、莱菔子、覆盆子、木瓜、瓜蒌、苦杏仁、乌梅、金樱子、决明子、胡芦巴、枳壳、酸枣仁、胖大海、小茴香、蛇床子、山茱萸、连翘、女贞子、马钱子、菟丝子、牵牛子、天仙子、枸杞子、牛蒡子、薏苡仁、砂仁、草果等。对成熟度不一致的品种，应在成熟时随熟随采，分批进行，如急性子、千金子等。

7. 全草类

此类药材分为地上全草和全株全草。地上全草多在植物充分生长、茎叶茂盛时采收，另有的在花开时采收，如穿心莲、藿香、半枝莲、石斛等。全株全草类宜在初花期或果熟期之后采收，如蒲公英、细辛等；还有部分应在初春采其嫩苗，如茵陈。

三、中药材现代采收的基本原则

随着现代科学研究的发展，很多药用植物都有了新的治疗作用，这与药材内多种有效成分的作用是分不开的，各个成分可能单独或协同作用于治疗目的。从这个观点出发，中药的疗效取决于其药效组分，在药效组分存在的状态下采收，便可得到优质药材，如四年生的铁皮石斛具有清音明目的功效，一年或三年生的铁皮石斛具有增强免疫的功效。

一般而言，在自然因素相对稳定的情况下，要确定适宜的采收期，必须把药效组分的含量、药材的产量以及毒性成分的含量这3个指标结合起来考虑。必要时，需运用生物活性鉴定法，通过药理试验，确定每种中药材在其各个生长时期的药理功效，以生物效价最高时作为该药材的合理采收期，才能确保临床疗效。

总的来讲，具体到每个产地，每个品种，要具体分析；在综合考虑有效成分的积累量、药材产量和药理功效等因素的基础上，以有效成分绝对最大含量或最大生物效价作为采收的基本原则，同时考虑其他因素，综合分析、比较，确定最适宜采收期。

第二章

中药材的产地加工

中药材的产地加工是中药材生产阶段，为中药饮片炮制、药剂生产提供商品药材的不可缺少的重要环节，是一门独特的传统技术。除少数要求鲜用外，绝大多数需要进行产地加工，其主要目的在于：除去杂质和非药用部分，保持药材纯净；进行初步处理，如蒸、煮、熏、晒等，促使其干燥，以提高药材品质。

一、中药材产地加工的必要性及意义

采收后的中药材，除了如鲜生地、鲜芦根等少数种类使用鲜材外，大多用其干品。为防止霉烂变质，便于分级、包装、贮藏、调运，以及进一步加工炮制成饮片，需进行产地初加工。

适时采收中药材并对其进行初加工，是药材增产增收的关键。"三分种，七分收"，说的也是这个道理。所以，除了少数要求鲜用或保持原状外，大部分药材必须在产地进行初步加工。药材经产地初加工后，剔除了非药用和劣质部分，保证了药材质量；同时可防止霉烂腐败，便于贮藏和运输。在初加工时，按药材和用药部位的不同，进行分级和其他技术处理，有利于药材的进一步加工炮制和充分发挥其药用功效，是中药材品质的重要环节和保证。

二、药材产地加工常规技术

1．根及根茎类

根及根茎类中药一般于采挖后去净地上茎叶、泥土、须根和芦头等，再进行大小分级，趁鲜切成片、块或段，然后迅速晒干、烘干或阴干，如白芷、丹参、牛膝、前胡、射干等；一些肉质性，含水量较高的块根、鳞茎类药材，如天冬、百部、薤白等，应先用沸水稍烫一下，然后再切制晒干或烘干；对于质坚难以干燥的粗大根茎类药材，如玄参、白芍等药材，先要用沸水煮，再经反复"发汗"，才能完全干燥。还有些药材，如山药、贝母等须用硫磺熏蒸才能较快干燥，保持色泽洁白，粉性足，且能消毒，杀虫防霉，有利于药材的贮藏；同时应检测SO_2残留量符合药典规定。

2．皮类

皮类中药一般在采收后须修剪、切制成一定大小后晒干。但有些种类在采收后应趁鲜刮去外层的栓皮，再进行干燥，如丹皮、椿根皮、黄柏皮等，有些树皮类药材采后应先用沸水略烫后，加码叠放，使其"发汗"，待韧皮部变为紫褐色时，再蒸软刮去树皮，然后切成丝片或卷成筒，再进行干燥，如肉桂、厚朴、杜仲等。

3．叶类及全草类

采收后宜放在通风处阴干或晾干，尤其是含芳香挥发油类成分的药材，如薄荷、荆芥、麝香等忌晒，以避免有效成分的损失；有些全草类药材在未干透前就应扎成小捆，再晾至全干。如紫苏、薄荷等。一些含水量较高的肉质叶类，如马齿苋等应用沸水略烫后再进行干燥。

4．花类

为了保持花类药材颜色鲜艳，花朵完整，采后应放置在通风处摊开阴干，或在低温下迅速烘干，并应注意控制烘晒时间，以避免有效成分的散失，保持浓郁的香气，如红花、芫花、金银花、玫瑰花、月季花等。极少数种类则需先蒸后再进行干燥，如杭白菊等。

5．果实类

果实类中药一般采后直接干燥；有的需经烘烤、烟熏等加工过程，如乌梅等。但果实大又不易干透的药材，如佛手、酸橙、鲜木瓜等应先切制后干燥。以果肉或果皮入药的药材，如瓜蒌、山茱萸、陈皮，应先去除瓤、果核或剥皮后干燥。

6．种子类

将果实采收后直接晒干，脱粒，收集种子。有些药材要除去种皮或果皮，如薏苡仁、柏子仁等。有些要击碎果粒；有些则要蒸，以破坏药材易变质变色的酵素，如五味子、女贞子等。

三、常用的产地加工方法

1．净制

（1）挑、拣　即将中药材放在竹长匾内或摊放在桌上，人工去除簸不出、筛不下且不能入药的杂质，如核、柄、梗、骨、壳等；或变质失效的药材，如虫蛀、霉变及走油部分；或分离不同的药用部位；或将药材按大小、粗细、长短、厚薄、软硬、颜色等不同档次分类挑选，在实际操作中往往配筛、簸箕等。如金银花中常带有残碎叶片，将其摊在竹匾内或桌上，用手翻动拣去残碎叶片，使之纯净。

（2）筛选　即根据中药材和杂质的体积大小不同，选用不同规格的筛和箩，以筛去中药材中的砂石、杂质，使其达到洁净。有些中药材形体大小不等，需用不同孔径的筛子进行筛选，如延胡索、浙贝母、半夏等。传统筛选系手工操作，效率不高，劳动强度大，同时存在粉尘污染的问题，因此现代多用机械操作，如振荡式筛药机和小型电动筛药机。

（3）风选　即利用中药材和杂质的质量不同，借风力将杂质除去。一般可利用簸箕或风车、风扇等通过扬簸或吹风等操作，把不同比重的中药材和杂质分开，以达纯净中药材之目的，如紫苏子、车前子、吴茱萸、青葙子、莱菔子、葶苈子等。有些药材通过风选可将果柄、花梗等非药用部位除去。

（4）水选　即将中药材通过水洗或浸漂除去杂质的方法，以使药材洁净。多用于植物种子类的净制。

2. 清洗

即用清水将中药材表面的泥土、灰尘、霉斑或其他不洁之物洗去。为了避免药材成分的损失，一般在药材采收后，趁鲜水洗，再进行加工处理。

3. 去皮

即去除果实、种子类、根及根茎或皮类等药材的表皮或果皮、种皮，个别药材应刮去栓皮，如桔梗。以使其表面光洁，符合药用的品质标准，又易于干燥和贮藏。去皮方法有手工去皮、工具去皮、机械去皮和化学去皮。

4. 修整

即运用修剪、切削、整形等方法，去除非药用部位和不合规格的部分，使药材整齐，利于捆扎、包装等。修整工艺要根据药材的规格等级、质量要求来确定。有的应在干燥前完成，有的则在干燥后完成，如较大的根及根茎类、茎木类和肉质果实类药材大多趁鲜切块片，以利干燥；而剪除残根、芽苞、切削或打磨表面使平滑等，则在干燥后完成。

5. 蒸、煮、烫

将鲜药材在干燥之前置于蒸汽或沸水中进行不同时间的加热处理。蒸是将药材盛于笼屉中置沸水锅上加热，利用蒸汽进行的热处理，而煮和烫是将药材置于沸水中煮透心或烫去皮的热处理。三种方法使用范围、加热时间的长短，均视药材性质而定，如明党参煮至透心、红参蒸透、太子参置沸水中略烫等。药材经加热处理后，不仅容易干燥，还有利于进行其他方面的加工，以保证药效。

6. 浸漂

一般分为浸渍和漂洗。浸渍一般时间较长，有的还加入辅料。漂洗时间宜短，换水宜勤。浸漂的目的是降低和消除毒性和不良性味，抑制氧化酶的活性，以免药材变色。浸漂过程中须随时注意药材形、色、味等方面的变化，掌握好辅料的用量和添加时机。

7．切制

对于一些质坚不易干燥的粗大根及根茎类药材，应在采收后即刻洗净除去残茎和毛须，趁鲜切片、切段或切丁晒干，如丹参、大黄、玄参、葛根等。含挥发性成分的药材不适宜产地加工，易造成活性成分的损失。切制方法有手工和机械切制法。

8．发汗

将药材用微火烘至半干或微蒸煮后，堆置起来发热，使其内部水分向外蒸发，当堆内空气含水量达到饱和时，遇堆外低温，水气就凝结成水珠附于药材表面，如人体出汗，故把这种方法习称"发汗"。发汗能够有效克服干燥过程中产生的结壳，使药材内外干燥一致，加快干燥速度；还能使某些挥发油渗出，药材干燥后更显油润光泽，香气更浓，如厚朴、玄参等。

9．揉搓

一些药材在干燥过程中易于皮肉分离或空枯，为了使药材不致空枯，达到油润、饱满、柔软的目的，在干燥过程中必须进行多次揉搓，如山药、党参、麦冬、玉竹等。

10．干燥

干燥目的是除去药材中的大量水分，避免发霉、虫蛀以及有效成分的分解和破坏，保证药材质量，利于贮藏。干燥时要根据中药材种类，有效成分的性质，药材的特点，选择适当方法进行干燥。常用的方法有晒干法、阴干法和烘干法三种。

（1）晒干法 晒干是最常用的产地干燥方法，一般将药材铺放在晒场或晒架上晾晒并置阳光下曝晒。晚上将药材堆起或盖好，防雨、露和防风刮走。经多次摊晒至干燥为止。晒干法适用于不要求保持一定颜色和不含挥发油的药材，如党参、薏苡仁等。

（2）阴干法 阴干是将药材放在通风的室内或荫棚下，避免阳光直射，利用空气流通，使药材中的水分自然蒸发而达到干燥目的。此法主要用于花类及含有挥发性成分的药材。

（3）烘干法 利用火炕或放在烘房架子上烘烤，使药材干燥，尤适用于阴湿多雨的季节。对于不同的药材可灵活选用，但必须注意干燥温度，只有适宜的干燥温度才能使有效成分不受影响，达到干燥的目的。一般用50～60℃干燥，可抑制植物体内酶的作用，而避免苷与生物碱成分的分解。为了防止花和全草类药材因水分引起的发酵、腐烂、变色或成分因加热而变化较多的，干燥应用40℃以下低温处理为好，其中以20～30℃为宜；根及地下茎类药材以30～65℃为宜。对含有维生素较多的多汁果实类药材可用70～90℃的温度，有利于迅速干燥。但对含挥发油或保留酶活性的药材，如薄荷、苦杏仁等，则不宜采用本法干燥。

除了上述方法外，在中药材传统加工上经常采用熏硫的方法，一般在干燥前进行，主要是利用硫磺燃烧产生的二氧化硫，达到加速干燥，使产品洁白的目的，并有防霉、杀虫的作用，如白芷、山药、菊花的产地加工大多使用硫磺熏蒸等。但因硫磺颗粒及其所含有毒杂质等残留在药材上影响药材质量，为此建议在中药材生产加工上也应慎用或禁用。《中国药典》（2015年版）通则中规定，山药等10种传统习用硫黄熏蒸的中药材及其饮片的二氧化硫残留量不得超过400 mg/kg，其他中药材及其饮片的二氧化硫残留量不得超过150 mg/kg。

四、产地加工注意事项

1．加工场地

加工场地应就地设置，周围环境应宽敞、洁净、通风良好，并应设置工作棚（防晒、防雨）及除湿设备，并应有防鸟、禽畜、鼠、虫的设施。

2．防止污染

在中药材产地加工中，常常因为加工方法不当，引起污染导致中药材质量下降。

（1）水制污染　水制过程中的污染主要是水质问题。中药材的加工过程中需水洗的应水洗，使之洁净，以除去泥沙等杂质。但由于水质不洁，会引起中药材的污染。因此，水源的水质好坏，直接影响加工药材的质量。如某中药仓库在市郊，靠近一个化工厂和一个大理石加工厂，且该处地势低洼，地下水位高，水质不好，直接影响了药材的加工洗泡的质量，经抽检，不合格的水样导致药材砷的含量超标。

（2）熏制污染　药材加工中有用硫磺熏制药材，用以漂白、杀虫的目的。青岛药检所检查了金银花用硫磺熏制前后含砷量的变化。结果表明，产地在采收金银花后以硫磺熏干，即可防止霉变又可杀虫，外观也较洁白整齐，但所用的硫磺经检测导致其含砷量为50~300 μg/g。与熏前相比，含砷量明显增加。

第三章

中药材的炮制方法

　　中药炮制是按照中医药理论，根据药材自身性质，以及调剂、制剂和临床应用的需要，所采取的一项独特的制药技术。古代称为炮炙、修治、修事等。由于中药材大多是生药，在制备各种剂型之前，一般应根据医疗、配方、制剂的不同要求，并结合药材的自身特点，进行一定的加工处理，才能既充分发挥疗效又避免或减轻不良反应，在最大程度上符合临床用药的目的。一般来讲，按照不同的药性和治疗要求有多种炮制方法，有些药材的炮制还要加入相应的辅料，并且注意操作技术和火候。正如前人所说"不及则功效难求，太过则性味反失"。炮制是否得当，直接关系药效，而少数毒性和烈性药物的合理炮制，更是确保用药安全的重要措施。中药炮制法的应用与发展，已有悠久的历史，其方法多样，内容丰富。现代的炮制方法在古代炮制经验的基础上有了很大的提高和改进，根据目前的实际应用情况，可分为五大类型。

　　《中国药典》（2015年版）规定的各饮片规格，系指临床配方使用的饮片规格。制剂中使用的饮片规格，应符合相应制剂品种实际工艺的要求。

一、修治

1. 纯净处理

　　采用挑、拣、簸、筛、刮、刷等方法，去掉灰屑、杂质及非药用部分，使药物清洁纯净。如拣去合欢花中的枝、叶；刷除枇杷叶、石韦叶背面的绒毛；刮去厚朴、肉桂的粗皮等。

2. 粉碎处理

　　采用捣、碾、镑、挫等方法，使药物粉碎，以符合制剂和其他炮制法的要求，如牡蛎、龙骨捣碎便于煎煮；川贝母捣粉便于吞服；水牛角、羚羊角镑成薄片，或挫成粉末便于煎煮等。

3. 切制处理

　　采用切、锉的方法，把药物切制成一定的规格，便于炮制，也利于干燥、贮藏和调剂时称量。根据药材的性质和医疗需要，切片有很多规格。如天麻、槟榔宜切薄片；泽泻、白术宜切厚片；黄芪、鸡血藤宜切斜片；桑白皮、枇杷叶宜切丝；白茅根、麻黄宜铡成段；茯苓、葛根宜切成块等。

二、水制

系用水或其他液体辅料处理药物的方法。水制的目的主要是清洁药材、软化药材，以便于切制和调整药性。常用的有洗、淋、泡、漂、浸、润、水飞等。主要内容如下：

1. 洗

系将药材放入清水中，快速洗涤，除去上浮杂物及下沉脏物，及时捞出晒干备用的方法。除少数易溶，或不易干燥的花、叶及果肉类药材外，大多需要淘洗。

2. 淋

系将不宜浸泡的药材，用少量清水浇洒喷淋，使其清洁和软化的方法。

3. 泡

系将质地坚硬的药材，在保证其药效的原则下，放入水中浸泡一段时间，使其变软的方法。

4. 润

又称闷或伏。根据药材质地的软硬，加工时的气温、工具，用淋润、洗润、泡润、晾润、浸润、盖润、伏润、露润、泡润、复润、双润等多种方法，使清水或其他液体辅料徐徐入内，在不损失或少损失药效的前提下，使药材软化，便于切制饮片，如淋润荆芥，泡润槟榔，酒洗润当归，姜汁浸润厚朴，伏润天麻，盖润大黄等。

5. 漂

系将药物置宽水或长流水中浸渍一段时间，并反复换水，以去掉腥味、盐分及毒性成分的方法。如将昆布、海藻、盐附子漂去盐分；紫河车漂去腥味等。

6. 水飞

系借药物在水中的沉降性质分取药材极细粉末的方法。将不溶于水的药材粉碎后置乳钵或碾槽内加水共研，大量生产则用球磨机研磨，再加入多量的水，搅拌，较粗的粉粒则下沉，较细的粉粒则混悬于水中，倾出，粗粒再飞再研，倾出的混悬液，滤去水，干燥即成极细粉末。此法所制粉末既细，又减少了研磨中粉末的飞扬损失。常用于矿物类，贝甲类药物的制粉。如飞朱砂、飞炉甘石、飞雄黄。

三、火制

系用火加热处理药物的方法。本法是使用最为广泛的炮制方法，常用的火制法有炒、炙、煅、煨、烘焙等，其主要内容如下：

1. 炒

炒有炒黄、炒焦、炒炭等程度不同的清炒法。用文火炒至药物表面微黄称炒黄；用武火炒至药材表面焦黄或焦褐色，内部颜色加深，并有焦香气者称炒焦；用武火炒至药材表面焦黑，部分炭化，内部焦黄，但仍保留有药材固有气味（即存性）者称炒炭。炒黄、炒焦使药物易于粉碎加工，并缓和药性。种子类药物炒后则煎煮时有效成分易于溶出。炒炭能缓和药物的烈性、副作用，或增强其收敛止血的功效。除清炒法外，还可拌固体辅料如土、麸、米等，可减少药物的刺激性，增强疗效，如土炒白术、麸炒枳壳、米炒斑蝥等。与砂或滑石、蛤粉同炒的方法习称烫，药物受热均匀酥脆，易于煎出有效成分或便于服用，如砂炒穿山甲，蛤粉炒阿胶等。

2. 炙

是将药材与液体辅料拌炒，使辅料逐渐渗入药材内部的炮制方法。通常使用的液体辅料有蜜、酒、醋、姜汁、盐水、童便等。如蜜炙黄芪、蜜炙甘草、酒炙川芎、醋炙香附、盐水炙杜仲等。炙可以改变药性，增强疗效或减少副作用。

3. 煅

将药材用猛火直接或间接煅烧，使质地松脆，易于粉碎，充分发挥疗效。其中直接放炉火上或容器内而不密闭加热者，称为明煅，此法多用于矿物药或动物甲壳类药，如煅牡蛎、煅石膏等。将药材置于密闭容器内加热煅烧者，称为密闭或焖煅，本法适用于质地轻松，可炭化的药材，如煅血余炭、煅棕榈炭。

4. 煨

将药材包裹于湿面粉、湿纸中，放入热火灰中加热，或用草纸与饮片隔层分放加热的方法，称为煨法。其中以面糊包裹者，称为面裹煨；以湿草纸包裹者，称纸裹煨，以草纸分层隔开者，称隔纸煨；将药材直接埋入火灰中，使其高热发泡者，称为直接煨。

5. 烘焙

将药材用微火加热，使之干燥的方法叫烘焙。

四、水火共制

常见的水火共制包括蒸、煮、燀、淬等。

1．煮

是用清水或液体辅料与药物共同加热的方法，如醋煮芫花、酒煮黄芩。

2．蒸

是利用水蒸气或隔水加热药物的方法。不加辅料者，称为清蒸；加辅料者，称为辅料蒸。加热的时间，视炮制的目的而定。如改变药物性味功效者，宜久蒸或反复蒸晒，如蒸制熟地、何首乌；为使药材软化，以便于切制者，以变软透心为度，如蒸茯苓、厚朴，为便于干燥或杀死虫卵，以利于保存者，加热蒸至"圆汽"，即可取出晒干，如蒸银杏、女贞子、桑螵蛸。

3．焯

是将药物快速放入沸水中短暂潦过，立即取出的方法。常用于种子类药物的去皮和肉质多汁药物的干燥处理，如焯杏仁，桃仁以去皮；焯马齿苋、天门冬以便于晒干贮存。

4．淬

是将药物煅烧红后，迅速投入冷水或液体辅料中，使其酥脆的方法。淬后不仅易于粉碎，且辅料被其吸收，可发挥预期疗效。如醋淬自然铜、鳖甲；黄连煮汁淬炉甘石等。

五、其他制法

除上述四类以外的一些特殊制法，还有制霜、发酵、发芽等。

1．制霜

种子类药材压榨去油或矿物药材重结晶后的制品，称为霜。其相应的炮制方法称为制霜。前者如巴豆霜，后者如西瓜霜。

2．发酵

将药材与辅料拌和，置一定的湿度和温度下，利用霉菌使其发泡、生霉，并改变原药的药性，以生产新药的方法，称为发酵法。如神曲、淡豆豉。

3．发芽

将具有发芽能力的种子药材用水浸泡后，经常保持一定的湿度和温度，使其萌发幼芽，称为发芽。如谷芽、麦芽、大豆黄卷等。

常见中药的炮制方法见表3-1，重要中药的炮制方法见表3-2。

表3-1　常见中药的炮制方法

炮制方法	炮制品	常用辅料
酒炙	酒大黄、酒当归、酒黄柏、酒黄芩	黄酒
	酒黄连	
	酒蕲蛇、酒香附、酒蛤蚧	

续表

炮制方法	炮制品	常用辅料
醋炙	醋乳香	米醋
	醋大黄	
	醋延胡索、醋香附	
	醋甘遂	
盐炙	盐杜仲、盐黄柏、盐泽泻、盐车前子	盐水
	盐附子	
姜炙	姜厚朴	姜汁
	姜黄连	
吴茱萸炙	萸黄连	吴茱萸汁
蜜炙	蜜百部	炼蜜
	蜜桂枝	
	蜜麻黄、蜜枇杷叶	
	蜜黄芪、蜜甘草、蜜麻黄绒	
油炙	炼油（羊脂油）炙淫羊藿	油
	麻油炙蛤蚧	
土炒	土炒当归	灶心土
酒蒸	酒黄精	黄酒
	熟大黄	
	熟地黄	
黑豆汁煮	制首乌	黑豆
豆腐煮（或蒸）	制藤黄	豆腐
复制法	清宁片	黄酒
		炼蜜
	四制香附	生姜
		米醋
		黄酒
		食盐
	清半夏	白矾
	姜半夏	生姜
		白矾
	法半夏	甘草
		生石灰
	黄连汤制炉甘石	黄连
	三黄汤制炉甘石	黄连
		黄芩
		黄柏

续表

炮制方法	炮制品	常用辅料
发酵法	神曲	苦杏仁
		赤小豆
		鲜青蒿
		鲜辣蓼
		鲜苍耳草
		麦麸或面粉
制霜法	西瓜霜	芒硝
煨法	麦麸煨肉豆蔻	麦麸
	滑石粉煨肉豆蔻	滑石粉
	面裹煨肉豆蔻	面粉
提净法	芒硝（朴硝）	萝卜

表 3-2 重要中药的炮制方法

炮制品	步骤 1	步骤 2	步骤 3
炒牛蒡子	取净药材，置炒制容器内，文火加热	炒至微鼓起，有爆裂声，略有香气时	取出晾凉
炒芥子		炒至深黄色，有爆裂声，散出香辣气时	
炒莱菔子		炒至鼓起，爆鸣声减弱，手捻易碎，断面浅黄色，有香气逸出时	
炒栀子		炒至深黄色	
炒车前子		炒至略有爆声并有香气逸出时	
炒王不留行	取净药材，置炒制容器内，中火加热	炒至大部分爆成白花	
炒苍耳子		炒至深黄色，刺焦时	取出晾凉，去刺筛净
炒山楂		炒至颜色加深	取出晾凉，筛去碎屑
焦山楂		炒至表面焦褐色，内部焦黄色	取出晾凉，筛去碎屑
焦栀子		炒至焦黄色	取出晾凉
焦苍术		炒至褐色时喷淋少许清水，再文火炒干	取出晾凉，筛去碎屑

续表

炮制品	步骤 1	步骤 2	步骤 3
山楂炭	取净药材，置炒制容器内，武火加热	炒至表面焦黑色，内部焦褐色	取出晾凉，筛去碎屑
黄柏炭		炒至表面焦黑色，内部深褐色，喷淋少许清水熄灭火星	取出晾凉，筛去碎屑
生地炭		炒至焦黑色，发泡鼓起时	取出放凉
熟地炭		炒至外皮焦褐色为度	
大黄炭		炒至外表呈黑色	
黄芩炭		炒至表面黑褐色，里面深黄色	
当归炭		炒至微黑色	
栀子炭 荆芥炭		炒至黑褐色，喷淋少许清水熄灭火星	取出晾干
大蓟炭		炒至表面焦黑色，内部棕褐色，喷淋少许清水熄灭火星	
香附炭		炒至表面焦黑色，内部焦褐色，喷淋少许清水熄灭火星	
蒲黄炭		炒至棕褐色，喷淋少许清水熄灭火星	
麸炒枳壳	先将锅烧热，均匀撒入定量辅料，用中火加热，待烟气投入净药材，不断翻动	炒至淡黄色时	
麸炒苍术		炒至深黄色时	
麸炒白术		炒至黄褐色时	
米炒斑蝥		炒至米呈深黄色，斑蝥微挂火色时	
土炒白术 土炒当归	先将锅烧热，均匀撒入定量辅料，武火加热炒至灵活状态投入净药材，不断翻动	炒至表面均匀挂土粉时	取出、筛去辅料放凉
蛤粉烫阿胶		炒至鼓起呈圆球形，内无溏心时	
滑石粉炒水蛭		炒至微鼓起，呈黄棕色时	
制马钱子 （砂炒）		炒至表面棕褐色，鼓起，内部红褐色，并起小泡时	
炮附片（砂炒）		炒至鼓起并微变色	
砂炒骨碎补		炒至鼓起，取出	取出、筛去辅料放凉，撞去毛

续表

炮制品	步骤 1	步骤 2	步骤 3
蒲黄炒阿胶	先将锅烧热，均匀撒入定量蒲黄，中火加热炒至稍微变色投入阿胶丁不断翻动	炒至鼓起呈圆球形，内无溏心时	取出、筛去蒲黄放凉
制马钱子（油炸）	先将锅烧热，取麻油适量置锅内，加热至230℃投入马钱子	炸至老黄色	立即取出，去油放凉
马钱子粉	取将砂炒马钱子粉碎成细粉	测定其细粉士的宁含量	加适量淀粉混匀即得
酒黄连	取净药材，用液体辅料拌匀并充分闷润，待液体辅料被吸尽，置炒制容器内	文火炒干	取出晾凉，筛去碎屑
酒大黄		文火炒干，色泽加深时	
酒当归		文火炒干，炒至深黄色时	
盐杜仲		中火炒至颜色泽加深，有焦斑，丝易断时	
酒黄芩		文火炒至微干，深黄色，嗅到药物与辅料的固有香气	取出晾凉
醋甘遂		文火炒至微干	取出晾干
醋乳香	置净乳香炒制容器内，文火炒至冒烟	表面微溶时，喷淋定量米醋，边喷边炒至表面呈油亮光泽时	迅速取出，摊开放凉
炒乳香		表面溶化显油亮光泽时	
熟大黄	取净药材用黄酒拌匀并充分闷润1~2小时，待液体辅料被吸尽后，置炖药容器内密闭	隔水炖24~32小时至大黄内外均为黑色时	取出干燥
酒黄精	取净药材用黄酒拌匀，置蒸制容器内，密闭	隔水蒸至酒被吸尽，黄精色泽黑润，口尝无麻味时	取出稍凉，切厚片干燥
熟地黄		隔水蒸至酒被吸尽，地黄显乌黑色光泽，味转甜	取出晒至外皮黏液稍干，切厚片干燥
蒸黄精	取净药材	反复蒸至内外呈滋润黑色	切厚片干燥
淡附片	取盐附片用清水浸漂，每日换水2~3次，至盐分漂尽	与甘草、黑豆加水共煮至透心，切开后口尝无麻舌感时	取出除去黑豆与甘草，切薄片干燥
姜厚朴	取生姜切片，加水煮汤	取刮净粗皮扎成捆的厚朴置姜汤中，反复浇淋，并用微火加热共煮，至姜液被吸尽	切丝干燥，筛去碎屑

炮制品	步骤1	步骤2	步骤3
蜜黄芪	取净药材，用开水稀释过的炼蜜浇淋，拌匀，闷润，置炒制容器内，文火加热	炒至深黄色、不粘手时	取出放凉
蜜甘草		炒至老黄色、不粘手时	
油炙淫羊藿	在锅内加热溶化羊脂油后，加入淫羊藿丝	文火加热炒至微黄色，油脂吸尽，微显光泽时	取出晾凉
黄连汤制炉甘石	取对应净药材加水煎汤2~3次，至苦味淡薄，过滤去渣合并药汁浓缩	加入煅炉甘石细粉中拌匀	药汁吸尽后，干燥
制首乌	取何首乌净药材，用黑豆汁拌匀润湿，置非铁质蒸制容器内，密闭	蒸或炖至黑豆汁液被吸尽，药物呈棕褐色时	取出，干燥
蒸黄芩	取黄芩原药材除去杂质，洗净，大小分档	置蒸制容器内隔水加热，蒸至"圆汽"后半小时，质地软化	取出，趁热切薄片，干燥
煮黄芩		置沸水中煮10分钟，取出，闷8~12小时，至内外湿度一致时	
燀杏仁	取净杏仁置10倍量沸水中略煮，加热约5分钟	至种皮微膨起即捞，用凉水浸泡后取出	搓开种皮与种仁，干燥筛去种皮
鲜地黄	取鲜药材洗净泥土，除去杂质	用时切厚片或绞汁	
生地黄	取干药材，除去杂质	用水稍泡，洗净，闷润，切厚片	
制川乌	将用水浸泡至内无干心的净川乌，加水煮4~6小时或蒸6~8小时	至取个大及实心者切开后无白心，口尝微有麻舌感时	取出晾至六成干，切厚片干燥
枯矾	取敲成小块的净白矾，置煅锅内，用武火加热至融化	继续煅至膨胀松泡呈白色蜂窝状固体，完全干燥时	停火，放凉后取出，研成细粉
煅牡蛎	取净牡蛎，置耐火容器中或无烟炉火上，用武火加热	煅至酥脆时	取出放凉，碾碎
血余炭	取头发，除去杂质	反复用稀碱水洗净，扣锅煅扣	
熟地炭	取熟地黄，除去杂质	扣锅煅扣	

第四章

中药材的质量标准

一、制定中药材质量标准的意义

中医治疗疾病的物质基础是中药，中药的化学成分对疾病治疗起重要作用，其成分组成和含量直接影响临床药效，因此，确保中医治疗疾病疗效，中药必须具备稳定的化学成分组成和含量。

中药材质量受多种因素的影响，如药用植物的生态环境、种质与繁殖材料、栽培技术、采收与加工、包装与运输和贮藏等影响。因此，我们必须分析出影响中药材质量各个环节的决定性因素，并针对这些因素，制定切实可行的方法和措施，即标准操作规程（standard operating procedure，SOP），确保中药材生产的质量稳定、有效、安全、可控。

目前，我国中药材采收、产地加工、管理模式大部分仍然处于相对传统、落后、粗放的层面，加之对中药材产品质量监管力度不足，与国际市场要求差距大，制约着中医药的现代化和国际化。

二、中药材质量标准的管理

《中华人民共和国药品管理法》规定，药品必须符合国家药品标准或省、自治区、直辖市的药品标准。

1. 国家中药材标准

国家药材标准包括《中华人民共和国药典》和部颁药材标准。目前，国内执行的是部颁标准《76种药材商品规格标准》（由原国家医药管理局与卫生部联合下达，于1984年3月试行）。本标准是在《中国药典》的基础上，选择产销量大，流通面广，价格较高，具有统一管理条件的76种药材，作为全国统一的质量标准。

2. 省、直辖市、自治区药材标准

地方制定的药材商品标准是指在历史上已形成的地区习惯用药的药材，称为"地区性、民间习惯使用药材"，只能在本地区内销售使用，调往外省（自治区、直辖市）须经调入省（自治区、直辖市）卫生厅（局）批准。国家有关部门规定，必备经营的药材有600种，其中已经制定地方标准的有100种，而大部分尚未制定地方药材标准。

3. 药材商品规格、等级的划分

药材商品质量优劣的客观标准，应是有效成分含量的多少和疗效的好坏。但目前绝大多数药材所含有效成分，以及微量元素不是很清楚或缺乏定量检测方法。因此现在制定的药材商品规格、等级标准，仍以外观质量及性状特征为主，只能依据三级药材标准来划分药材的商品规格和等级。当然并非每种药材都可以划分规格与等级。有的既有规格，又有等级，有的没有规格，但有等级，有的既无规格，又无等级。既无规格，又无等级的则为统货。有些全草、果实和种子类药材，品质基本一致，或好、次差异不大，常不划分规格等级，如枇杷、木瓜等。

药材商品规格与等级的不同之处：人为改变原生药形态的，则为规格；区分大小、好次的则为等级。等级标准较规格标准更加具体。中药材规格与等级的划分：一般规格是按洁净度、采收时间、生长期（即老嫩程度）、产地及不同药用部位形态来划分；而等级则指同一规格或同一品名的药材，按干鲜、加工部位、皮色、形态、断面色泽、气味、大小、轻重、货身长短等性质要求规定若干标准，每一个标准即为一个等级。等级名称以最佳者为一等，最次者为末等（符合药用的），一律按一、二、三、四……顺序编列。

由于中药材是自然形态，如货身长短粗细，大小轻重，同一等级亦有明显差异。因此在一个等级之内，要有一定的幅度，用"以内、以外"和"以上、以下"来划定起线和底线。例如药材一等每千克46个以内，这是最多个数的底数，超过此数就不够一等级了。二等68个以内，即47～68个之间的个数，均属二等，但在同一等级内，大小个头平均在57个左右为宜，只能是略有大小，基本均匀，不能以最大和最小者，混在一起来充二等个数。

三、控制中药材质量标准的方法

（一）化学指纹图谱控制中药材质量

目前对中药材质量标准的控制方法主要是参考《中国药典》，由于中药材成分的多样性，传统以中药材中某一活性成分含量高低，作为评价中药材内在质量优劣的方法越来越与中医处方用药的整体作用理论不相符。因此，如何准确地反映出中药内在质量标准的控制方法，多年来一直为国内外学者所关注。美国对中药制剂质量控制要求提供生药、中间品及终产品草药制剂的指纹图谱；日本、韩国等国家对中药质量标准也要求采用成分指纹图谱。随着人们对中药材质量标准认识的不断深入，中药材中化学成分（或活性成分）的指纹图谱控制法越来越为人们所接受，有望在2020年版《药典》中得到应用。化学成分指纹图谱强调的是中药材中多种成分对质量标准的贡献，尽管有些成分可能是未知的。但值得注意的是，该方法要求实验条件一致的情况下实验结果能够得到重复。因此，对实验人员的素质要求也相应地越来越高；包括对实验方法的精通、实验仪器的操作与维护等。

（二）中药材GAP生产过程与化学成分的指纹图谱

如何在中药材GAP生产过程中，实施对中药材质量的有效控制，是摆在当前对中药现代化和国际化研究面前的新课题，特别是在药用植物的入药部位尚未形成时，或入药部位正在形成过程中，如何控制其质量标准亦是新的难题。例如，以果实入药的中药，在果实形成之前，许多方面因素均可能对果实形成过程产生影响，进而影响其内在品质。

（三）"道地药材"与化学成分的指纹图谱

由于"道地药材"质量长期以来被中医临床所认可，因此，建立"道地药材"化学成分的指纹图谱，并选定图谱中指标性成分，作为衡量中药材质量的判定依据；还应强调"道地药材"传统生产的重要性，比较多种传统生产方法与质量关系，进一步规范"道地药材"传统生产技术，使中药材质量达到稳定、有效、安全、可控。

第五章

根及根茎类

白芍
Paeonia lactiflora

本品为毛茛科植物芍药（*Paeonia lactiflora* Pall.）除去栓皮的干燥根。性微寒，味苦、酸；具有平肝止痛，养血调经，敛阴止汗之功效，主要用于头痛眩晕、胁痛、四肢挛痛、血虚萎黄、月经不调、自汗、盗汗等症。芍药包含多种生物活性物质，主要有苷类、萜类、黄酮类、鞣质类、挥发油类、酚类和糖类等化合物；其中芍药苷是其最主要的活性物质，芍药具有抗炎、镇痛、抗氧化、抗癌和抗抑郁等作用，并能够改善和治疗多种疾病。主产于甘肃、陕西、山西、河北、内蒙古等地。

【采 收】

夏秋两季采挖种植3～4年植株的根，选择晴天采收，先割去茎叶，然后挖出全根，除去泥土。

【加 工】

（1）用刀切去芍根头尾，削平两端，修去小支根，削平凸出部分，使表面平整。

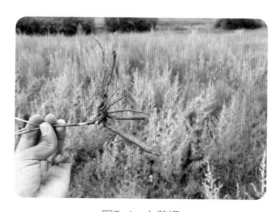

图5-1 白芍根

（2）将修好的芍根，放在木制车床中，拌上细砂，用人力搓擦，把芍根紫黑色的外皮擦尽，使表皮色泽洁白，再用清水洗净。

（3）将洗好的根放在锅内，再加水，水量以浸没芍根为度。煮时，先密闭5分钟，然后打开盖，随时翻动，使受热均匀。见芍根两端有气泡冒出，气泡增多变大，又逐渐减少，此时即可捞

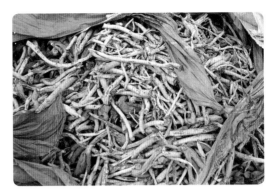

图5-2　加工后的白芍

出。煮制时间过久，内部空心；过短，则内部未熟均影响品质。

（4）在日光下晾晒时，须隔5～10分钟翻动一次。中午日光过强时，可收起遮盖好，等到回潮变凉后再晒，可使芍根内外干燥度一致。如外干里湿，含水分过多，易引起霉烂，影响质量。若遇雨天，可用火烘干，但火力不宜过大，烘烤时间不宜过长。

【炮制方法】

1．切制

取原药材，除去杂质，大小条分开，洗净，浸泡至六七成透，取出，闷润至透，切薄片，干燥。

2．酒炙

取芍药片，加入黄酒拌匀，稍闷润，待酒被吸尽后，至炒制容器内，用文火加热，炒至表面微黄色，取出晾凉。白芍片每100 kg用黄酒10 kg。

3．炒黄

取白芍片，置炒制容器内，用文火加热，炒至表面微黄色，取出晾凉。

【质量标准】

《中国药典》2015年版规定：

（1）性状　本品呈圆柱形，平直或稍弯曲，两端平截，长5～18 cm，直径1～2.5 cm。表面类白色或淡棕红色，有纵皱纹及细根痕，偶有残存的棕褐色外皮。质坚实，不易折断，断面较平坦，类白色或微带棕红色，形成层环明显，射线放射状。气微，味微苦、酸。

（2）水分　不得过14.0%。

（3）总灰分　不得过4.0%。

（4）重金属及有害元素　铅不得过5 mg/kg，镉不得过0.3 mg/kg，砷不得过2 mg/kg，汞不得过0.2 mg/kg，铜不得过20 mg/kg。

（5）二氧化硫残留量　不得过400 mg/kg。

（6）水溶性浸出物　不得少于22.0%。

（7）含量测定　芍药苷不得少于1.2%。

（8）规格等级

一等　干货。呈圆柱形，直或稍弯，去净栓皮，两端整齐。表面类白色或淡红色。质坚实体重。断面类白色或白色。味微酸苦。长8 cm以上，中部直径1.7 cm以上。无芦头、花麻点、破皮、裂口、夹生、杂质、虫蛀、霉变。

二等　干货。呈圆柱形，直或稍弯，去净栓皮，两端整齐。表面类白色或淡红棕色。质坚实体重。断面类白色或白色。味微酸苦。长6 cm以上，中部直径1.3 cm以上。间有花麻点；无芦头破皮、裂口、夹生、杂质、虫蛀、霉变。

三等　干货。呈圆柱形，直或稍弯，去净栓皮，两端整齐。表面类白色或白色。味微酸苦。长4 cm以上，中部直径0.8 cm以上。间有花麻点；无芦头、破皮、裂口、夹生、虫蛀、霉变。

四等　干货。呈圆柱形，直或稍弯，去净栓皮，两端整齐，表面类白色或淡红棕色。断面类白色或白色。味微酸苦。长短粗不分，兼有夹生、破皮、花麻点、头尾、碎节或未去净皮。无枯芍、芦头、杂质、虫蛀、霉变。

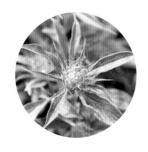

白术
Atractylodes
macrocephala

本品为菊科植物白术（*Atractylodes macrocephala* Koidz.）的干燥根茎，性温，味甘、苦，归脾、胃经。具有补气健脾、燥湿利水、止汗、安胎的功效，用于脾气虚弱、食少便溏、痰饮水肿、表虚自汗，胎动不安等症。白术主要成分为挥发油，主要有苍术醇、苍术酮、白术内酯甲、白术内酯乙、3-β-乙酰氧基苍术酮、微量的3-羟β-基白术酮、杜松脑、白术内酯A、白术内酯B、倍半萜、芹烷二烯酮、羟基白术内酯及维生素A等。白术原产于我国，过去以浙江省栽培最多，现河北省满城、安国等地均有种植。白术为常用中药，有"北参南术"之誉。

【采　收】

白术的最佳采收期为10月下旬至11月上旬（即霜降至立冬）。采收的标准为茎秆由绿色转为枯黄色或褐色，下部叶枯黄，上部叶已脆硬易折断时为最佳。据产地的实践经验，收获白术不宜过早也不宜过迟，过早尚未成熟，根茎鲜嫩不充质，质量差、含水高、折干率低，加工品干瘪瘦小；过迟则根茎养分被消耗，干品表皮皱缩严重，品质空虚枯瘦，产量和质量低下。选择晴天土壤干燥时采收，将药材挖出除去泥沙，剪去术秆及叶、须根，再将药材进行干燥，鲜根堆放不能太厚，时间不能太长，并要经常翻动，及时加工，以免发热霉烂或油熟。

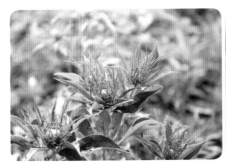 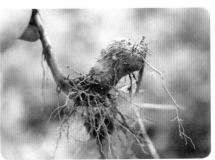

图5-3　白术　　　　　　　　　图5-4　白术根茎

【加　工】

为了使采收的白术符合商品规格，保证质量，必须对其进行加工，加工方法有两种：烘干法和晒干法。

1. 烘干法

将处理后的鲜术放在烘灶的竹帘上，厚约1 cm，用半干青柴火烘烤，开始火力宜稍大而均匀，摸之烘帘不烫手，约80℃，1小时后当蒸气上升白术表皮发热，便可用小火力，将白术上下翻动1次，使白术须根全部脱落（细须根收集备用）继续烘干5～6小时后，将白术全部倒出，至细根须全部脱落，修除术秆，此时叫退毛。再将白术下炕放置3天，使之发汗，再上炕烘烤，并覆盖麻袋，开始火力稍大些，待白术表面稍热些，火力再逐渐

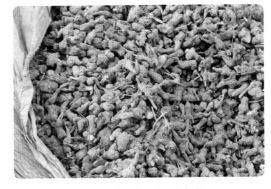

图5-5　加工后的白术

下降，温度保持50℃左右，翻动1次/3～4小时，持续烘烤1天，这时白术已七八成干。也可以在退毛发汗前，直接上炕再接着烘烤，不过需将大小分开，大的放在底下，小的放在上面，再烘烤8～12小时，温度保持在60～70℃，翻动1次/6小时，达七八成干后取出，七八成干的白术称"二复子"，再将"二复子"堆放在室内干燥处10天左右，不宜堆高，待回潮后（使内心水分向外溢出，又吸收空气中水分后表皮转软），按等级分档重新放在炕上覆盖麻袋，微火烘烤，此时叫"烘燥"，用文火60℃左右烘烤，翻动1次/6小时，视白术大小分别烘24～36小时，至翻动发出咚声时，证明已干透心。在此烘烤阶段，可在烘火里加入白术脱落的根须，使烘出来的白术色好（黄棕色），气味芳香。烘白术的关键，是根据含水量，灵活掌握火候，勤翻动使受热均匀，既要防止高温急干造成烧焦、烘泡（空心），也不能低温火烘，以防发生油闷霉枯，同时，烘灶设备与鲜术必须相适应，如鲜术过多就须分多个烘灶烘，以免堆放时间长，不能及时烘干而严重影响质量。

2．晒干法

亦称冬术，将鲜品去净泥沙，除掉术秆，晒至足够干燥为止，在翻动中逐步搓擦去须根，遇雨天要薄薄地堆在通风处，切勿堆积过高或被雨淋。由于白术多产在山区，采收期多临近冬季，阳光不足，温度较低，白术不易晒干，需晾晒较长时间才能达到干燥要求，并且时间一长，药材易变质，而且加工出的生晒术颜色不好，味不香（挥发油含量低），所以此法一般在产地使用较少。

【炮制方法】

1．切制

白术取原药材，除去杂质，洗净，润透，切厚片，干燥，筛去碎屑。

2．土炒

先将土粉置锅内，用中火加热，炒至土呈灵活状态时，投入白术片，炒至白术表面均匀挂土粉时，取出，筛去土粉，放凉。每100 kg白术片，用灶心土25 kg。

3．麸炒

先将锅用中火烧热，撒入麦麸（或蜜炙麦麸），待冒烟时，投入白术片，不断翻炒，至白术呈焦黄色，逸出焦香气，取出，筛去麦麸，放凉。每100 kg白术片，用麦麸10 kg。

【质量标准】

《中国药典》2015年版规定：

（1）性状 本品为不规则的肥厚团块，长3～13 cm，直径1.5～7 cm。表面灰黄色或灰棕色，有瘤状突起及断续的纵皱和沟纹，并有须根痕，顶端有残留茎基和芽痕。质坚硬不易折断，断面不平坦，黄白色至淡棕色，有棕黄色的点状油室散在；烘干者断面角质样，色较深或有裂隙。气清香，味甘、微辛，嚼之略带黏性。

（2）水分　不得过15.0%，总灰分不得过5.0%。

（3）二氧化硫残留量　照二氧化硫残留量测定法测定，不得过400 mg/kg。

（4）色度　取本品最粗粉1 g，精密称定，置具塞锥形瓶中，加55%乙醇200 ml，用稀盐酸调节pH值至2～3，连续振摇1小时，滤过，吸取滤液10 ml，置比色管中，照溶液颜色检查法试验，与黄色9号标准比色液比较，不得更深。

（5）醇溶性浸出物　不得少于35.0%。

（6）规格等级

一等　干货。呈不规则团块，体形完整。表面灰棕色或黄褐色。断面黄白色或灰白色。味甘微苦。每千克40只以内。无焦枯、油个、炕泡、杂质、虫蛀、霉变。

二等　干货。呈不规则团块，体形完整。表面灰棕色或黄褐色。断面黄白色或灰白色。味甘微辛苦。每千克100只以内。无焦枯、油个、炕泡、杂质、虫蛀、霉变。

三等　干货。呈不规则团块，体形完整。表面灰棕色或黄褐色。断面黄白色或灰白色。味甘微辛苦。每千克200只以下。无焦枯、油个、炕泡、杂质、虫蛀、霉变。

四等　干货。体形不计，但需全体是肉（包括武子、花子）。每千克200只以上、间有程度不严重的碎块、油个、焦枯、炕泡。无杂质、霉变。

备注

1．凡符合一、二、三等重量的花子、武子、长枝，顺降一级。［花子：指瘤状疙瘩积聚在白术的主体，占表面积30%以上者。武子：指白术体形，呈二叉以上者（包括两叉）。炕炮：指白术加工时，用急火炕燥，造成白术内部空泡者］

2．无论炕、晒白术，均按此规则标准的只数分等。

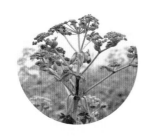

白芷
Angelica dahurica

本品为伞形科植物白芷［*Angelica dahurica*（Fisch.ex Hoffm.）Benth.et Hook.f.］或杭白芷［*Angelica dahurica*（Fisch.ex Hoffm.）Benth.et Hook.f.var.formosana（Boiss.）Shan et Yuan］的干燥根。具有解表散寒、祛风止痛、宣通鼻窍、燥湿止带、消肿排脓的功效，主治感冒头痛、眉棱骨痛、鼻塞流涕、鼻鼽、鼻渊、牙痛、带下、疮疡肿痛等症。白芷的主要化学成分有香豆素、挥发油及微量元素等。白芷人工种植始于宋代，现全国各地均有栽培，主产于河北、河南、四川、浙江等省；在流通域里，习惯把河北产的白芷称为祁白芷；河南产的称为禹白芷；浙江产的称为杭白芷；四川产的称为川白芷。

【采　收】

白芷因产地和播种时间不同，收获期各异。春播白芷当年，10月中下旬收获；秋播白芷第二年9月下旬叶片呈枯萎状态时采收。采收过早，植株尚在生长，地上部营养仍在不断向地下根部输送，糖分也在不断转化淀粉，根条粉质不足，影响产量和品质；采收过迟，如果气候适宜，又会萌发新芽，消耗根部营养，同时淀粉也

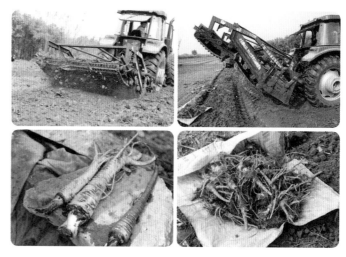

图5-6　白芷的采收

会向糖分转化，使根部粉性变差，也会影响产量和品质。河北产白芷在10月初异欧前胡素积累量最高。一般在叶片枯黄时开始收获，选晴天，将白芷茎叶割去，作为堆肥，然后用齿耙依次将根挖起，抖去泥土，运至晒场，进行加工。

【加　工】

1. 晒干

将主根上残留叶柄剪去，摘去侧根后干燥；晒1～2天，再将主根依大、中、小三等级分别曝晒，反复多次，直至晒干。晒时切忌雨淋。

2. 烘干

将主根上残留叶柄剪去，摘去侧根，35℃条件下烘至干燥。文献研究了不同干燥方法白芷中欧前胡素、异欧前胡素以及白芷断面性状的变化，白芷在35℃条件下烘干所需时间短，外观性状较好，欧前胡素和异欧前胡素含量显著高于户外风干，且高于硫熏烘干。

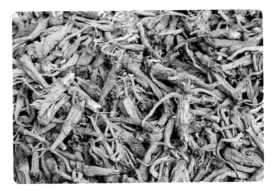

图5-7　烘干后的白芷

【炮制方法】

1. 切制

趁鲜切片　除去须根，水洗，晒干或趁鲜切片晒干。

蒸汽蒸软切片　水洗，捞起，稍加浸泡，放入锅中蒸软，取出趁热切片。

润软切片　分档，浸六七成干，晾润至透，切厚片，干燥。

硫磺熏制　除杂，分档，浸泡至用手捏较粗端感稍软时，捞出，沥干，置硫磺柜中，用硫磺熏至透心，取出，切厚片干燥。

2. 干燥方法

硫磺熏制　除去须根，水洗，硫熏，晒干或烘干。

石灰埋藏　除去杂质，分档，浸泡2～6小时，水洗润软，切极薄片，晒干或低温干燥。

晒干或低温干燥　除去杂质，分档，浸泡8～12小时至六七成透，取出闷润12～24小时，切2～4 mm片，晒干或低温干燥。

3. 去皮与否

去皮　水洗，晒干；水洗（浙江地区）：放入缸内加石灰拌匀，放置一周晒干，撞去粗皮；除杂，分档，水洗，浸泡2～4小时。捞出沥干，润透削去粗皮，切2～3 mm圆片，晒干或烘干；浸2～4小时，捞出，润透，削粗皮，切圆片干燥。

不去皮　除杂，分档，浸泡五成透，水洗，捞出，润透，稍晾切厚片晒干。

【质量标准】

《中国药典》2015年版规定：

（1）性状　本品呈长圆锥形，长10～25 cm，直径1.5～2.5 cm。表面灰棕色或黄棕色，根头部钝四棱形或近圆形，具纵皱纹、支根痕及皮孔样的横向突起，有的排列成四纵行。顶端有凹陷的茎痕。质坚实，断面白色或灰白色，粉性，形成层环棕色，近方形或近圆形，皮部散有多数棕色油点。气芳香，味辛、微苦。

（2）水分　不得过14.0%。

（3）总灰分　不得过6.0%。

（4）浸出物　照醇溶性浸出物测定法项下的热浸法，用稀乙醇作溶剂，不得少于15.0%。

（5）含量测定　本品按干燥品计算，含欧前胡素（$C_{16}H_{14}O_4$）不得少于0.080%。

（6）规格等级

一等　干货。呈圆锥形。表面灰白色或黄白色。体坚。断面白色或黄白色，具粉性。有香气，味辛微苦。每千克36支以内。无空心、黑心、芦头、油条、杂质、虫蛀、霉变。

二等　干货。呈圆锥形。表面灰白色或黄白色。体坚。断面白色或黄白色，具粉性。有香气，味辛微苦。每千克60支以内。无空心、黑心、芦头、油条、杂质、虫蛀、霉变。

三等　干货。呈圆锥形。表面灰白色或白黄色。具粉性。有香气，味辛微苦。每千克60支以外，顶端直径不得小于0.7 cm。间有白芷尾、黑心、异状、油条，但总数不得超过20%。无杂质、霉变。

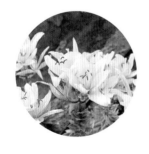

百合　*Lilium lancifolium*

本品为百合科植物卷丹（*Lilium lancifolium* Thunb.）、百合（*Lilium brownii* F.E.Brown var.*viridulum* Baker）或细叶百合（*Lilium pumilum* DC.）的干燥肉质鳞叶。性寒，味甘。归心、肺经。具有养阴润肺、清心安神的作用。用于阴虚燥咳、劳嗽咯血、虚烦惊悸、失眠多梦、精神恍惚等症。百合除含有淀粉、蛋白质、脂肪及钙、磷、铁、维生素B_1、B_2、C等营养素外，还含有一些特殊的营养成分，如秋水仙碱等多种生物碱。主产于湖南、四川、河南、江苏、浙江，全国各地均有种植，河北地区少部分为野生资源。

〖采　收〗

百合在定植后的第二年秋季开始收获，南方宜在8~9月份；北方在9~10月份地上部完全枯萎、地下鳞茎完全成熟时收获。这时收获产量高、质量好、耐储藏。采挖后，去掉地上部及须根，放在凉爽通风处待加工。每公顷可产鲜鳞茎12~20吨。

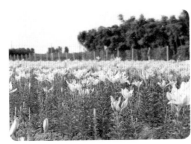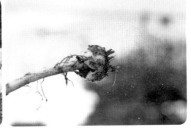

图5-8　百合　　　　　　　　　图5-9　百合鳞茎

〖加　工〗

1. 剥片

多用手剥。也可在鳞茎基部横切一刀，使鳞片分开，不同品种的剥片不能混淆，要单放。同一品种的剥片也要分外片、中片和心片分别盛装，以免泡片时老嫩不一，不易掌握泡片时间，影响质量。

2. 泡片

用大锅盛水并烧开，将洗净晒干的鳞片分级投入锅内，每锅鳞片数量以不超出水面为宜，以便翻动。泡片时火力要均匀，经5~10分钟，锅内水再次沸腾，鳞片边缘柔软，背面有微裂时，迅速捞出，置清水中漂洗，将黏液洗掉后捞出，再进行晒片。每锅开水可连续泡片2~3次，如见锅内开水混浊，应换水烧开再泡，否则会影响百合色泽，降低质量。

3. 晒片

将漂洗好的鳞片仔细摊放在晒盘上或晒场上，摊放时要摆放均匀，约经2天1夜，达五六成干时，再将鳞片翻晒，直至全干。翻晒不能过早，否则鳞片易被翻烂、碎裂。晒干后，包装好放在阴凉通风处储藏。

〖炮制方法〗

1. 切制

取原药材，除去杂质，筛净灰屑。

2. 蜜炙

取净百合，置炒制容器内，用文火加热，炒至颜色加深时，加入适量开水稀释过的熟蜜，迅速翻炒均匀，并继续用文火炒至微黄色、不粘手时，取出晾凉。每100 kg百合，用熟蜜5 kg。

【质量标准】

《中国药典》2015年版规定：

（1）性状　本品呈长椭圆形，长2～5 cm，宽1～2 cm，中部厚1.3～4 mm。表面黄白色至淡棕黄色，有的微带紫色，有数条纵直平行的白色维管束。顶端稍尖，基部较宽，边缘薄，微波状，略向内弯曲。质硬而脆，断面较平坦，角质样。气微，味微苦。

（2）浸出物　不得少于18.0%。

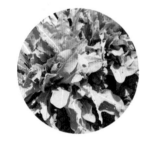

板蓝根 *Isatis indigotica*

本品为十字花科植物菘蓝（*Isatis indigotica* Fort.）的干燥根，具有清热解毒、凉血利咽等功效，常用于瘟疫时毒、温毒发斑、痄腮、烂喉丹痧、大头瘟疫、丹毒、痈肿等症。菘蓝的干燥叶亦可入药，称为"大青叶"，具有清热解毒、凉血消斑等功效，用于温病高热、神昏、发斑发疹等症；鲜叶为青黛染料的原料。菘蓝在全国大部分地区均可种植，主产河北、江苏、安徽、陕西、河南、黑龙江等省。近几年，内蒙古、甘肃等地菘蓝种植发展较快，逐渐成为新的主产区。目前，我国种植的品种主要有板蓝根、小叶板蓝根、四倍体板蓝根，还有选育的新品种号、太空板蓝根等。板蓝根是大宗药材品种，需求量很大，因此提高药材产量和稳定其品质，选育优质高产的菘蓝品种是今后的主要研究方向。此外，我国还引种欧洲菘蓝（*Isatis tinctoria* L.），虽功效大致相同，但尚未在国内推广。

【采　收】

春播菘蓝地上部分生长正常，每年可收割大青叶2～3次，第一次品质最好。采收时间：第一次在6月中旬，第二次在8月下旬前后，伏天高温季节不能收割大青叶，以免引起成片死亡。收割大青叶的方法：一是贴地面割去芦头的一部分，此法新叶重新生长缓慢，易烂根，但发棵大。二是离地面3 cm处割去。另外，也有用手掰去植株周围叶片的方法，此法易影响植株生长，且比较费工。采收板蓝根应在晴天进行，采挖时应深挖，以防把根弄断，降低药材品质。每亩可收获鲜根500～800 kg。

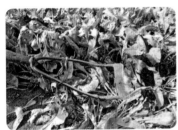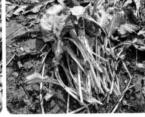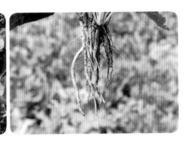

图5-10　大青叶采收工具　　　　图5-11　大青叶的采收　　　　图5-12　菘蓝的根

【加　工】

挖取的板蓝根，去净泥土、芦头和茎叶，摊在芦席上晒至七八成干，扎成小捆，再晒至全干，打包后装麻袋贮藏。以根长直、粗壮、坚实、粉性足者为佳。大青叶的加工，通常晒干包装即成，以叶大、少破碎、干净、色墨绿、无霉味者为佳。

【炮制方法】

（1）除去杂质，洗净，润透，切厚片，干燥。

（2）取原药材洗净，加水浸泡，切0.5 cm厚片或3 cm长段，晒干或烘干。

【质量标准】

《中国药典》2015年版规定：

（1）性状　本品呈圆柱形，稍扭曲，长10～20 cm，直径0.5～1 cm。表面淡灰黄色或淡棕黄色，有纵皱纹、横长皮孔样突起及支根痕。根头略膨大，可见暗绿色或暗棕色轮状排列的叶柄残基和密集的疣状突起。体实，质略软，断面皮部黄白色，木部黄色。

气微，味微甜后苦涩。

（2）水分　不得过15.0%。

（3）总灰分　不得过9.0%。

（4）酸不溶性灰分　不得过2.0%。

（5）浸出物　照醇溶性浸出物测定法项下的热浸法测定，用45%乙醇作溶剂，不得少于25.0%。

（6）含量测定　本品按干燥品计算，含（R，S）—告依春（C_5H_7NOS）不得少于0.020%。

（7）规格等级

一等　干货。根呈圆柱形，头部略大，中间凹陷，边有柄痕，偶有分支。质实而脆。表面灰黄色或淡棕色，有纵皱纹。断面外部黄白色，中心黄色。气微，味微甜后苦涩。长17 cm以上，芦下2 cm外直径1 cm以上。无苗茎、须根、杂质、虫蛀、霉变。

二等　干货。呈圆柱形，头部略大，中间凹陷。边有柄痕。偶有分支。质实而脆。表面灰黄色或淡棕色，有纵皱纹。断面外部黄白色，中心黄色。气微，味微甜后苦涩。芦下直径0.5 cm以上。无苗茎、须根、杂质、虫蛀、霉变。

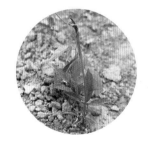

半夏
Pinellia ternata

本品为天南星科植物半夏［*Pinellia ternata*（Thunb.）Breit.］的干燥块茎。味辛、性温，归脾、胃、肺经，有毒。具有燥湿化痰，降逆止呕功效。生用具有消痞肿功效；主治咳嗽痰多、恶心呕吐；外用治急性乳腺炎、急慢性化脓性中耳炎等症。半夏广泛分布于中国长江流域以及东北华北等地区，除内蒙古、新疆、青海、西藏尚未发现野生的外，全国各地广布。半夏主产于河北、四川、湖北、河南、贵州、安徽等省，其次是江苏、山东、江西、浙江、湖南、云南等。

【采　收】

种子繁殖的半夏于第三、四年采收；块茎繁殖的半夏于当年或第二年采收，一般于夏季茎叶枯萎倒苗后采收。过早采收可影响产量，过晚采收难以去皮和晒干。人工采收：采收时，从地头的一端开始，用爪钩顺垄挖12～20 cm深的沟，逐一将半夏挖出。起挖时选晴天，小心挖取，避免损伤。机械采收：半夏采收机器利用倾斜的割刀将土中半夏挖出并输送至

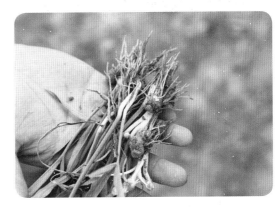

图5-13　半夏的人工采收

传送带，使半夏进入筛分筒内，实现了去土和分离的过程。这种收获方式不仅去净率高，而且大大地节约了劳动力。

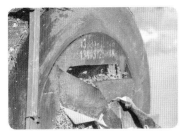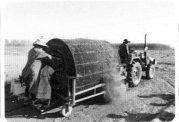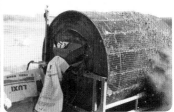

图5-14　半夏的机械采收

【加　工】

1．放置

把采挖好的半夏搬运室内或者阴凉处，忌曝晒，进行堆放或者放入筐内盖好；放置时间不宜过长，否则块茎水分散失量大，不易去皮。

2．筛选

用分级筛对半夏进行分级筛选，分级标准为：直径大于2.0 cm、1.0～20 cm和小于1.0 cm三个等级。除了直径小于1.0 cm可留作种外，其余2种规格均按商品药材来处理。

3．清洗去皮

采收后的半夏经传送带传送至清洗池，洗池内有四根滚动的铁棒，在铁棒搅拌滚动过程中，半夏与其碰撞摩擦，去除半夏表皮。清洗后的半夏放入清水池中进行复洗，去

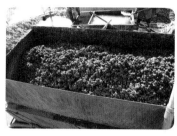 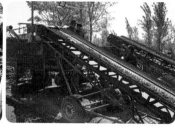 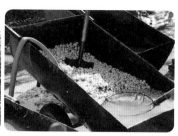

图5-15　初次清洗（洗净泥土）　　　图5-16　传送带运输　　　图5-17　二次清洗（挑出杂质）

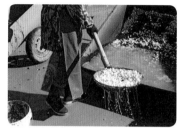 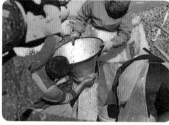 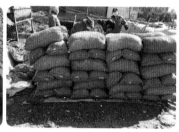

图5-18　沥干水分　　　　　　图5-19　装袋　　　　　　图5-20　打包

除杂质，沥干水分，装袋。

4．干燥

干燥方法主要包括晾晒法和烘干法两种。

（1）晾晒法　将去皮的半夏块茎，摊放在席子上、水泥地上或者其他便于收集的地方，晒干，并不断翻动，晚上收回平摊室内晾干，反复取出晾晒至全干。

（2）烘干法　烘干温度不宜过高，控制在35～60℃。要微火勤翻，燃烧物气体要用管道排放，避免污染半夏。切忌用急火烘干，造成外干内湿，会致使半夏储存期间发霉变质。

【炮制方法】

1．净制

取原药材，除去杂质，洗净，干燥。用时捣碎。

2．复制法

清半夏　取净半夏，大小分开，用8%白矾溶液浸泡至内无干心，口尝微有麻舌感，取出，洗净，切厚片，干燥。每100 kg净半夏，用白矾20 kg。

姜半夏　取净半夏，大小分开，用水浸泡至内无干心时，取出，另取生姜切片煎汤，加白矾与半夏共煮至透心，取出，晾干，或晾至半干，干燥；或切薄片，干燥。每100 kg净半夏，用生姜25 kg，白矾125 kg。

法半夏　取净半夏，大小分开，用水浸泡至内无干心，取出；另取甘草适量，加水煎煮二次，合并煎液，倒入用适量水制成的石灰液中，搅匀，加入上述已浸透的半夏，浸泡，每日搅拌1～2次，并保持浸液pH值12以上，至切面黄色均匀，口尝微有麻舌感时，取出，洗净，阴干或烘干。每100 kg净半夏，用甘草15 kg，生石灰10 kg。

【质量标准】

《中国药典》2015年版规定：

（1）性状　本品呈类球形，有的稍偏斜，直径1～1.5 cm，表面白色或浅黄色，顶端有凹陷的茎痕，周围密布麻点状根痕；下面钝圆，较光滑。质坚实，断面洁白，富粉性。气微，味辛辣、麻舌而不刺喉。

（2）水分　不得过14.0%。

（3）总灰分　不得过4.0%。

（4）浸出物　不得少于9.0%。

（5）含量测定　本品按干燥品计算，含总酸以琥珀酸（$C_4H_6O_4$）计，不得少于0.25%。

（6）规格等级

一等　干货。呈圆球形，半圆球形或扁斜不等，去净外皮。表面白色或浅黄白色，上端圆平，中心凹陷（茎痕），周围有棕色点状根痕，下面钝圆，较平滑，质坚实，断面洁白或白色，粉质细腻，气微，味辛、麻舌而刺喉。每千克800粒以内。无包壳、杂质、虫蛀、霉变。

二等　干货。呈圆球形、半圆球形或偏斜不等，去净外皮。表面化白色或浅黄白色，上端圆平，中心凹（茎痕），周围有棕色点状根痕，下面钝圆，较平滑。质坚实。断面洁白或白色。粉质细腻。气微、味辛、麻舌而刺喉。每千克1200粒以内。无包壳、杂质、虫蛀、霉变。

三等　干货。呈圆球形、半圆球形或偏斜不等，去净外皮。表面化白色或浅黄白色，上端圆平，中心凹（茎痕），周围有棕色点状根痕，下面钝圆，较平滑。质坚实。断面洁白或白色。粉质细腻。气微、味辛、麻舌而刺喉。每千克3000粒以内。无包壳、杂质、虫蛀、霉变。

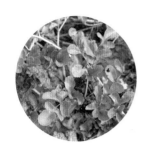

北沙参
Glehnia littoralis

本品为伞形科植物珊瑚菜（*Glehnia littoralis* F.Schmidt ex Miq.），以根入药。北沙参味甘甜，是临床常用的滋阴药，具有养阴清肺、祛痰止咳等功效。用于治疗肺燥干咳、热病伤津、口渴等症。主产于山东、河北、辽宁、内蒙古等地。别名莱阳参、海沙参、银沙参、辽沙参、苏条参、条参、北条参。北沙参主要化学成分有生物碱、补骨脂素、佛手柑内酯、挥发油、淀粉等。北沙参主产于河北、山东、内蒙古、辽宁等地，江苏、浙江、福建、台湾、广东等沿海各省也有分布。在商品流通中，习惯把河北安国产的沙参称为祁沙参。

【采　收】

北沙参的采收主要集中在夏秋两季，一般是秋季播种，次年秋季采收。一年生秋参于第二年9月收获。两年生春参在第三年7月收获，以秋参为好。9月下旬参叶微枯黄时，则开

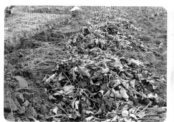 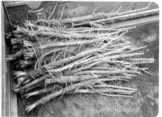

图5-21　北沙参的采收

始收挖。收挖时先在地一端挖一深沟，使根部露出后用手提出，去掉参叶，避免根部暴晒，否则干燥后难以去皮。二年生春参于第三年7月收获，同上。

【加　工】

北沙参产地加工的方法主要是水烫去皮。

1. 水烫

水烫时，要将水烧开，保持沸腾。用手握住参捆的粗头，将参尾置于沸水中，顺锅转三圈，再全部放入锅内不断翻动，连续加热保持锅内沸腾，经2~3分钟，至参根中部能撸去粗皮时，立即捞出，待冷凉。一般认为质地紧密、色泽洁白为佳，水烫法一是方便去皮，二是可保持较多的淀粉，以此来保证药材质量。

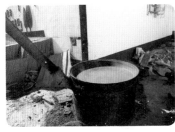
图5-22 煮北沙参

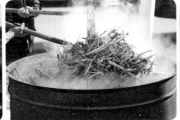
图5-23 煮后捞出

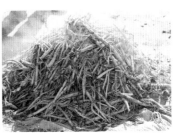
图5-24 自然放凉

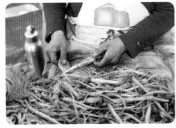
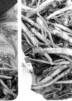
图5-25 去皮

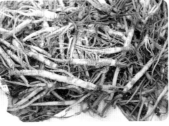
图5-26 去皮后的北沙参

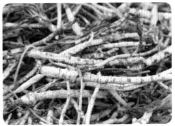
图5-27 干燥

2. 去皮

去皮是北沙参在产地加工中最繁琐的一道工序，这也是限制北沙参规模化种植的重要因素。北沙参经沸水烫再剥皮的加工方法，损失了很多有效成分，降低了疗效，因此建议北沙参可以带根皮入药。

3. 干燥

去皮后的北沙参应尽快干燥。干燥方法主要有烘干和晒干两种，在主产地河北、山东等地多是采用烘干的方法。

【炮制方法】

1. 切制

取原药材，除去杂质及残茎，清水洗净，稍润，取出，切短段，干燥。

2. 炒黄

取净北沙参段置热锅内，文火炒至黄色，取出放凉。

3. 蜜炙

取净北沙参段，加炼蜜拌匀置锅内，用文火炒至黄色，不粘手时出锅，放凉。北沙参段每100 kg，用炼蜜15 kg。

4. 米炒

取净北沙参段，先将米置锅内，加热至冒烟时，倒入北沙参，拌炒至米焦药黄时，取出，去米。北沙参每100 kg，用米10 kg。

【质量标准】

《中国药典》2015年版规定：

（1）性状　药材呈细长圆柱形，偶有分枝，长15～45 cm。直径0.4～1.2 cm；表面淡黄白色，略粗糙，偶有残存外皮，不去外皮的表面黄棕色。全体有细纵皱纹和纵沟。并有棕黄色点状细根痕；顶端常留有黄棕色根茎残基；上端稍细，中部略粗，下部渐细。质脆，易折断，断面皮部浅黄白色，木部黄色。气特异，味微甘。

以根条圆柱形、偶有分枝，长10～45 cm、直径0.2～1.2 cm；表面略淡黄白色、质坚实、粉性足、无虫蛀者为佳。药材以粗细均匀、长短一致、去净栓皮、色黄白者为佳。

（2）规格等级

一等　干货。呈细长条柱形，去净栓皮，表面黄白色，质坚而脆。断面皮部淡黄白色，有黄色木质心。微有香气，味微甘。条长34 cm以上，上中部直径0.3～0.6 cm。无芦头、细尾须、油条、虫蛀、霉变。

二等　干货。条长23 cm以上。余同一级。

三等　干货。条长23 cm以下。粗细不分，间有破碎。余同一级。

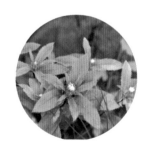

北苍术　*Atractylodes chinensis*

本品为菊科植物北苍术［*Atractylodes chinensis*（DC.）Koidz.］的干燥根茎。苍术味辛、苦，性温。具有健脾燥湿、祛风辟秽等功效。用于治疗湿阻脾胃、食欲不振、消化不良、寒湿吐泻等症。北苍术别名"枪头菜""华苍术"，含挥发油，挥发油中主要有效成分为苍术素、茅术醇、β-桉油醇、榄香油醇、苍术酮、3-β-羟基苍术酮和苍术素醇等。北苍术主要分布于东三省，黑龙江大兴安岭为其道地产区，河北、山东、内蒙古、宁夏、甘肃等地也有野生资源分布。目前吉林、河北北部秦皇岛青龙等地均有种植。

【采　收】

需生长两年后才可收获。北苍术春、秋两季都可采挖，但以秋后至翌年初春苗未出土前采挖的质优。

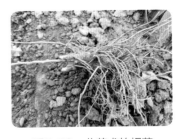

图5-28　北苍术的根茎

【加　工】

北苍术挖出后，除去茎叶和泥土，晒到五成干时装进筐中，撞去部分须根，表皮呈黑褐色；晒到六七成干时，再撞1次，以去掉全部老皮；晒到全干时最后撞1次，使表皮呈黄褐色，即成商品。以个大、质坚实、断面朱砂点多、香气浓者为佳。

苍术以自然干燥为好。烘制温度30～40℃之间，不允许明火干燥。干燥过程中要注意反复"发汗"以利于干透。

【炮制方法】

1．切制

苍术取原药材，除去杂质，用水浸泡，洗净，润透，切厚片，干燥，筛去碎屑。

2．麸炒

先将锅烧热，撒入麦麸，用中火加热，待冒烟时投入净苍术片，不断翻炒。炒至苍术表面深黄色时，取出，筛去麦麸，放凉。每100 kg苍术片，用麦麸10 kg。

3．炒焦

取苍术片置热锅内，用中火加热，炒至焦褐色时，喷淋少许清水，再用文火炒干，取出放凉，筛去碎屑。

【质量标准】

《中国药典》2015年版规定：

（1）性状　呈疙瘩块状或结节状圆柱形，长4～9 cm，直径1～4 cm。表面黑棕色，除去外皮者黄棕色。质较疏松，断面散有黄棕色油室。香气较淡，味辛、苦。

（2）水分　不得过13.0%。

（3）总灰分　不得过7.0%。

（4）含量测定　本品按干燥品计算，含苍术素（$C_{13}H_{10}O$）不得少于0.30%。

（5）规格等级　统货，干货。呈不规则的疙瘩状或结节状。表面黑棕色或棕褐色。质较疏松。断面黄白色或灰白色，散有棕黄色朱砂点。气香。味微甜而辛。中部直径1 cm以上。无须根、杂质、虫蛀、霉变。

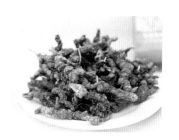

图5-29　北苍术药材

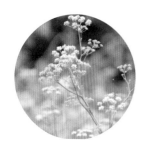

柴胡　*Bupleurum chinense*

本品为伞形科植物柴胡（*Bupleurum chinense* DC.）或狭叶柴胡（*Bupleurum scorzonerifolium* Willd.）的干燥根。按性状不同，分别习称"北柴胡"及"南柴胡"。具有和解表里、疏肝、升阳的功效。用于感冒发热、寒热往来、胸胁胀痛、月经不调、子宫脱垂、脱肛等症。柴胡的主要化学成分有柴胡皂苷、甾醇、挥发油、脂肪酸、多糖、黄酮、多元醇、香豆素和微量元素等。北柴胡生于荒山坡、田野、路旁，多分布于吉林、辽宁、河南、山东、安徽、江苏、浙江、湖北、四川、山西、陕西、甘肃、西藏等地，其中以河北邯郸涉县所产柴胡质优效佳。而南柴胡多生于草原，分布于黑龙江、吉林、辽宁、内蒙古、河北、山东、江苏、安徽、甘肃、青海、新疆、四川、湖北等地。

【采　收】

根据柴胡皂苷含量的动态变化研究表明，柴胡的最佳采收期为秋季植株下部叶片开始枯萎时，时间为9月下旬至10月上旬。每年在"霜降"前用镰刀收割，先割去地上茎叶，再挖出根，洗净泥土，切除残茎，将根晒干或烘干。采挖根部时应注意勿伤根部和折断主根。

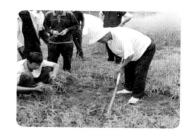

图5-30　柴胡的采收

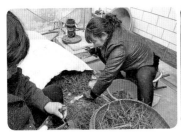
图5-31　切除残茎

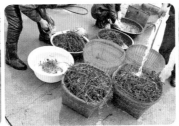
图5-32　清洗

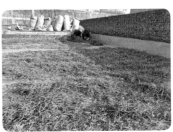
图5-33　晾晒

【加　工】

随收获、随加工，不要堆积时间过长，以防霉烂。把采挖的根用水冲洗干净进行晒干即可。当晒到七八成干时，把须根去净，根条顺直，捆成小把再继续晾晒，直至晒干为止。

【炮制方法】

1. 切制

取原药材，除去杂质及残茎，洗净，润透，切厚片，干燥。

2. 醋炙

取柴胡生片加米醋拌匀，闷润至透，置炒药锅内，用文火加热炒干，取出放凉。柴胡片每100 kg用米醋20 kg。

3. 鳖血炙法

取柴胡生片用鳖血合黄酒的混合液拌匀，使之吸尽，文火炒干。每柴胡片1 kg，用鳖血125 g、黄酒250 g。

【质量标准】

《中国药典》2015年版规定：

（1）性状

北柴胡　呈圆柱形或长圆锥形，长6～15 cm，直径0.3～0.8 cm。根头膨大，顶端残留3～15个茎基或短纤维状叶基，下部分枝。表面黑褐色或浅棕色，具纵皱纹、支根痕及皮孔。质硬而韧，不易折断，断面显纤维性，皮部浅棕色，木部黄白色。气微香，味微苦。

南柴胡　根较细，圆锥形，顶端有多数细毛状枯叶纤维，下部多不分枝或稍分枝。表面红棕色或黑棕色，靠近根头处多具细密环纹。质稍软，易折断，断面略平坦，不显纤维性。具败油气。

（2）水分 不得过10.0%。

（3）总灰分 不得过8.0%。

（4）酸不溶性浸出物 不得少于3.0%。

（5）醇溶性浸出物 不得少于11.0%。

（6）含量测定 按干燥品计算，含柴胡皂苷a（$C_{42}H_{68}O_{13}$）和柴胡皂苷d（$C_{42}H_{68}O_{13}$）的总量不得少于0.30%。

（7）规格等级 统货，干货。呈圆锥形，上粗下细，顺直或弯曲，多分枝。头部膨大，呈疙瘩状，残茎不超过1 cm。表面灰褐色或土棕色，有纵皱纹。质硬而韧，断面黄白色，显纤维性。微有香气，味微苦辛。无须毛、杂质、虫蛀、霉变。

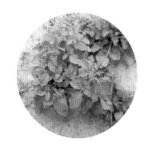

丹参
Salvia miltiorhiza

本品为唇形科植物丹参（*Salvia miltiorhiza* Bge.）的干燥根和根茎。具有活血祛瘀、通经止痛、清心除烦、凉血消痈的功效。用于胸痹心痛、脘腹胁痛、癥瘕积聚、热痹疼痛、心烦不眠、月经不调、痛经经闭、疮痈肿痛等。丹参的化学成分为脂溶性的二萜类化合物和水溶性的多聚酚酸类成分两大类，还含黄酮类、三萜类和甾醇等成分。其中河北安国栽培的丹参主要分为红丹参与紫丹参，二者均为丹参的栽培品系。其中红丹参主产于山东，丹参酮等有效成分含量高，但出片率低，一般销售至药厂进行投料提取。紫丹参主产于山西，较红丹参粗度好，出片率高，一般销售至药厂作为饮片。

【采 收】

用牙镢或用40 cm以上长的"轧锨"顺垄沟逐行采挖，将挖出的丹参置原地晒至根上泥土稍干燥，剪去秆茎、芦头等地上部分，除去沙土（忌用水洗），装筐，避免清理后的药材与地面和土壤再次接触。为提高工作效率，降低生产成本，也可采用深耕犁机械采挖。

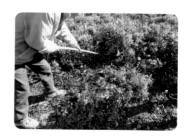

图5-34 采收前除去地上部分

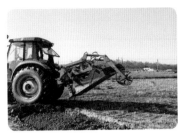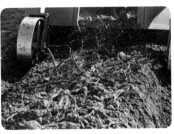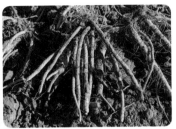

图5-35　丹参的机械采收　　　　　　图5-36　采挖出的丹参

采挖时尽量深挖，勿用手拔；装运过程中不要挤压、踩踏，以免药材受损伤。装筐后的药材及时运到晾晒场，运送过程中不得遇水或淋雨。作种根的丹参采集时间、方法、要求，按繁殖材料的SOP操作。

【加　工】

当根晒至五六成干时，把丹参逐根收拢，扎成小把，晒至八九成干，再收拢一次，当须根也全部晒干时，即成商品药材。北方可直接将根晒干即可。鲜干比为（3.1～4.4）∶1。南方有些产区在加工过程中有堆起"发汗"的习惯。根据相关研究，采用堆起"发汗"的方法加工，会使丹参根中的有效物质丹参酮含量降低，故此法不宜采用。一般亩产干货200～250 kg。以无芦头、无须根、无霉变、无不足7 cm长的碎节为优品。以根条粗壮、外皮紫红色者为佳。

【炮制方法】

1. 切制

取原药材，除去杂质及残茎，洗净，润透，切厚片，干燥。筛去碎屑。

2. 酒炙法

取丹参片，加入定量黄酒拌匀，稍闷润，待酒被吸尽后，置炒制容器内，用文火加热，炒干，取出晾凉。筛去碎屑。丹参片每100 kg用黄酒10 kg。

【质量标准】

《中国药典》2015年版规定：

（1）性状　本品根茎粗短，顶端有时残留茎基。根数条至数十条，长圆柱形，略弯曲，有的分枝并具须状细根，长10-20 cm，直径0.4～1.5 cm。表面红棕色或紫红色，具纵皱纹，外皮紧贴不易剥落。质坚实，断面较平整，略呈角质样，皮部红棕色，木质部灰黄色或黄棕色，导管束黄白色，呈放射状排列。气微，味甜微苦。

（2）水分　不得过13.0%。

（3）总灰分　不得过10.0%。

（4）酸不溶性灰分　不得过3.0%。

（5）重金属及有害元素　照铅、镉、砷、汞、铜测定法，铅不得过5 mg/kg；镉不得过0.3 mg/kg；砷不得过2 mg/kg；汞不得过0.2 mg/kg；铜不得过20 mg/kg。

（6）水溶性浸出物　不得少于35.0%。

（7）醇溶性浸出物　不得少于15.0%。

（8）含量测定　本品按干燥品计算，含丹参酮 II_A（$C_{19}H_{18}O_3$）、隐丹参酮（$C_{19}H_{20}O_3$）和丹参酮 I（$C_{18}H_{12}O_3$）的总量不得少于0.25%。含丹酚酸B（$C_{36}H_{30}O_{16}$）不得少于3.0%。

（9）规格等级

一级　干货，呈长圆柱形，顺直，表面红棕色，有纵皱纹，质坚实，外皮紧贴不易剥落；断面灰黄色或黄棕色，菊花纹理明显。气微，味甜微苦涩。为特制加工的选装整枝，长10 cm，中部直径不低于1.2 cm。无芦茎，碎节、虫蛀、霉变、杂质。一级品丹参酮 II_A 含量不得少于0.35%，丹参素含量不少于1.6%。

二级　干货。呈长圆柱形，偶有分枝，表面红棕色，有纵皱纹。质坚实，外皮紧贴不易剥落，断面灰黄色或黄棕色，菊花纹理明显。气微，味甜微苦涩。多为整枝，头尾齐全，主根上中部直径在1 cm以上。无芦茎、碎节、虫蛀、霉变、杂质。二级品丹参酮 II_A 含量不得少于0.33%，丹参素含量不少于1.4%。

三级　干货。呈长圆柱形，偶有分枝，表面红棕色或紫红色，有纵皱纹。质坚实，外皮紧贴不易剥落，断面灰黄色或黄棕色，菊花纹理明显，气微，味甜微苦涩。主根上中部直径1 cm以下，但不得低于0.4 cm，有单枝或撞断的碎节。无芦茎、虫蛀、霉变、杂质。三级品丹参酮 II_A 含量不得少于0.30%，丹参素含量不得少于1.2%。

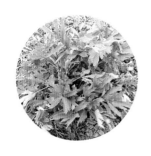

当归
Angelica sinensis

本品为伞形科植物当归［*Angelica sinensis*（Oliv.）Diels］的干燥根，别名干归、秦哪、西当归、岷当归、金当归、当归身，多年生草本，高0.4~1米。花期6~7月，果期7~9月。主产于甘肃东南部，以岷县产量多，质量好，其次为云南、四川、陕西、湖北等省，均为栽培。国内有些省区如河北省也已引种栽培。其根可入药，是最常用的中药之一。具有补血活血、调经止痛、润燥滑肠、抗癌、抗老防老、免疫之功效。主要含有阿魏酸松柏酯、藁本内酯等成分。用于血虚萎黄、眩晕心悸、月经不调、经闭痛经、虚寒腹痛、风湿痹痛、跌扑损伤、痈疽疮疡、肠燥便秘。

【采　收】

育苗移栽的当归宜在当地10月下旬植株枯黄时采挖，秋季直播的宜在第2年枯黄时采挖。采挖的时间不宜过早也不可过迟。过早根肉营养物质积累不充分，根条不充实，产量低，质量差。过迟因气温下降，土壤冻结，挖时易把根弄断。在挖前半个月左右，割除地上的叶片，使其在阳光下曝晒，加快根部成熟。采挖时要小心的把全根挖起，抖去泥土。

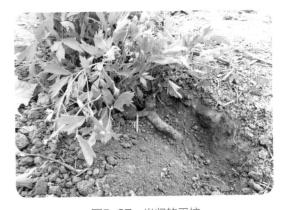

图5-37　当归的采挖

【加　工】

将挖出的当归根，剔除病根，剥去残留叶柄，置通风室内或屋檐下阴晾，待根部柔软后，按规格大小扎成小把进行加工。方法是：选干燥通风的室内或特设的熏棚，内设高130~170 cm的木架，上铺竹帘，把当归堆放在上面，平放3层，上再立放1层，厚

30～50 cm；也可以扎成小把，装入长方形的竹筐内，然后将竹筐整齐摆放在木架上，以便于上棚翻动和下棚操作。用湿树枝或湿草作燃料，并用水洒湿，生火燃烧冒出烟雾熏当归，使当归根上色；忌用明火，约数天后，待根表面呈金黄色或褐色时，再换用煤火或柴火烘干，室内温度控制在35～70℃，经8～20天当归烘至七八成干时，即可停火，待其自然干。当归加工不宜阴干，阴干的当归质地轻泡、皮肉呈青色；也不宜用太阳晒干和用土坑焙或火烧烤，否则，易枯硬，皮色变红，失去油润性，降低质量。当归每亩一般可产干货200 kg，高产可达400 kg。

【炮制方法】

1．切制

当归　取原药材，除去杂质，洗净，切薄片，晒干或低温干燥。

当归头　取当归，洗净，稍润，将当归头部切4～6片，晒干或低温干燥。

当归身　取切去当归头、尾的当归，切薄片，晒干或低温干燥。

当归尾　取净当归尾部，切薄片，晒干或低温干燥。

2．炒焦

取净当归片，置锅内，用文火炒至焦黄色，取出，凉透。

3．酒炙

取净当归片，用黄酒拌匀，闷透，置锅内，用文火加热，炒干，取出，放凉，每当归片100 kg，用黄酒10 kg。

4．土炒

取净当归片，用伏龙肝细粉炒至表面挂土色，筛去土粉，取出放凉。每当归片100 kg，用伏龙肝细粉20 kg。

5．炒炭

取净当归片置锅内，用中火炒至焦褐色，喷淋清水少许，灭尽火星，取出，凉透。

6．油炙

用香油将当归拌匀，放2小时，待油吸透，在热锅中用小火炒至焦黄色，每当归片100 kg，用香油12 kg。

7．姜炙

取当归片，加姜汁拌匀，闷润至吸收，置锅内用文火炒干。每当归100 kg，用生姜10 kg。

【质量标准】

《中国药典》2015年版规定:

（1）性状　本品略呈圆柱形,下部有支根3～5条或更多,长15～25 cm。表面浅棕色至棕褐色,具纵皱纹和横长皮孔样突起。根头（归头）直径1.5～4 cm,具环纹,上端圆钝,或具数个明显突出的根茎痕,有紫色或黄绿色的茎和叶鞘的残基；主根（归身）表面凹凸不平；支根（归尾）直径0.3～1 cm,上粗下细,多扭曲,有少数须根痕。质柔韧,断面黄白色或淡黄棕色,皮部厚,有裂隙和多数棕色点状分泌腔,木部色较淡,形成层环黄棕色。有浓郁的香气,味甘、辛、微苦。柴性大、干枯无油或断面呈绿褐色者不可供药用。

（2）水分　不得过15.0%。

（3）总灰分　不得过7.0%。

（4）酸不溶性灰分　不得过2.0%。

（5）醇溶性浸出物　不得少于45.0%。

（6）含量测定　挥发油不得少于0.4%（ml/g）,本品按干燥品计算,含阿魏酸（$C_{10}H_{10}O_4$）不得少于0.050%。

（7）规格等级

一等　干货。上部主根圆柱形,下部有多条支根,根梢不细于0.2 cm。表面棕黄色或黄褐色。断面黄白色或淡黄色,具油性。气芳香,味甘微苦。每千克40支以内。无须根、杂质、虫蛀、霉变。

二等　干货。上部主根圆柱形,下部有多条支根,根梢不细于0.2 cm。表面棕黄色或黄褐色。断面黄白色或淡黄色,具油性。气芳香,味甘微苦。每千克70支以内。无须根、杂质、虫蛀、霉变。

三等　干货。上部主根圆柱形,下部有多条支根,根梢不细于0.2 cm。表面棕黄色或黄褐色,断面黄白色或淡黄色,具油性。气芳香,味甘微苦。每千克110支以内。无须根、杂质、虫蛀、霉变。

四等　干货。上部主根圆柱形,下部有多条支根,根梢不细于0.2 cm。表面棕黄色或黄褐色,断面黄白色或淡黄色,具油性。气芳香,味甘微苦。每千克110支以外。无须根、杂质、虫蛀、霉变。

五等　（常行归）干货。凡不符合以上分等的小货,全归占30%,根渣占70%,具油性。无须根、杂质、虫蛀、霉变。

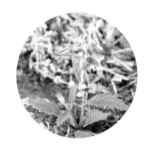

地黄
Rehmannia glutinosa

本品为玄参科植物地黄（*Rehmannia glutinosa* Libosch.）的新鲜或干燥块根。地黄味甘、苦，性寒；归心、肝、肾经。鲜地黄有清热、生津、凉血的功效；生地有滋阴清热、凉血止血的功效。地黄含有多种苷类成分，其中以环烯醚萜苷类为主，如梓醇等。此外，地黄中还含有糖类。鲜地黄具有清热生津、凉血止血的功效。用于热病伤阴、舌绛烦渴、温毒发斑、吐血衄血、咽喉肿痛等症。生地黄具有清热凉血、养阴生津的功效。用于热入营血、温毒发斑、吐血衄血、热病伤阴、舌绛烦渴、津伤便秘、阴虚发热、骨蒸劳热、内热消渴等症。熟地黄具有补血滋阴、益精填髓的功效。用于血虚萎黄、心悸怔忡、月经不调、崩漏下血，肝肾阴虚，腰膝酸软，骨蒸潮热，盗汗遗精，内热消渴，眩晕，耳鸣，须发早白等症。

【采　收】

以秋后为主，春季亦可采收。一般在叶逐渐枯黄，茎发干、萎缩，停止生长，根开始进入休眠期，地黄根变为红黄色时即可采收。采收期因地区、品种、栽植期不同而异。浙江春地黄7月下旬起收，夏地黄在12月收获。广西春地黄立秋前后采收，秋种地黄在冬末初春采收。一般栽培地黄在10月上旬至11月上旬收获。收获时先割去地上植株，从田垄一端采挖，应避免块根的损伤。

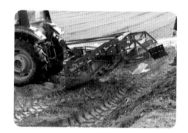

图5-38　地黄的采收

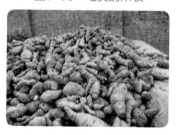

图5-39　鲜地黄

【加　工】

1. 生地加工

（1）晒干　指块根去泥后，直接在太阳下晾晒，晒一段时间后堆闷几天，然后再晒，直至块根质地柔软、干燥为止。由于秋冬阳光弱，干燥慢，不仅费工，而且产品油性小。

（2）烘干 将地黄按大、中、小分等，分别装入焙干槽中，上面盖草席或麻袋等物。开始烘干温度为55℃，两天后升至60℃，后期再降至50℃，在烘干过程中，边烘边翻动，当烘至块根质地柔软无硬芯时，取出堆堆，"堆闷"至根体发软变潮时，再烘干，直至全干。一般4～5天就能烘干。烘干时，注意温度不要超过70℃。当80%地黄根体全部变软，外表皮呈灰褐色或棕灰色，内部呈黑褐色时，停止加热。通常每4kg鲜地黄加工成1kg干地黄。

2. 熟地加工

取干生地洗净泥土，并用黄酒浸拌，将浸拌好的生地置于蒸锅内，加热蒸制，直至地黄内外黑润无生芯，有特殊的焦香气味时，停止加热，取出置于竹席或帘子上晒干，即为熟地。

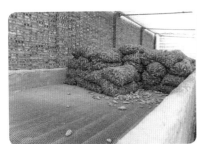 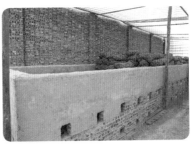

图5-40 生地黄加工

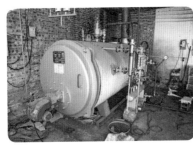 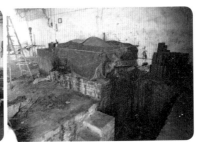

图5-41 熟地黄加工（高压蒸制） 图5-42 熟地黄加工（土法蒸制）

【炮制方法】

1. 切制

鲜地黄 取鲜药材，洗净泥土，除去杂质，用时切厚片或绞汁。

生地黄 取干地黄药材，除去杂质，用水稍泡，洗净，闷润，切厚片，干燥。筛去碎屑。

2. 蒸制

熟地黄 ①取洗净的生地，加黄酒拌匀，置罐内或适宜容器内，密闭，隔水蒸至酒被吸尽，显乌黑色光泽，味转甜，取出，晒至外皮黏液稍干，切厚片，干燥。筛去碎屑。生地黄每100 kg用黄酒30 kg。②取洗净的生地黄，置适宜的容器内，隔水蒸至黑润，取出，晒至八成干，切厚片，干燥。筛去碎屑。

3. 炒炭

生地黄炭　取生地片，置炒制容器内，用武火加热，炒至焦黑色，发泡，鼓起时，喷洒清水灭尽火星，取出，放凉。或用闷煅法煅成炭。

熟地黄炭　取熟地片，置炒制容器内，用武火加热，炒至外表焦黑色，喷洒清水灭尽火星，取出，放凉。或用闷煅法煅成炭。

【质量标准】

《中国药典》2015年版规定：

（1）性状

鲜地黄　呈纺锤形或条状，长8~24 cm，直径2~9 cm。外皮薄，表面浅红黄色，具弯曲的纵皱纹、芽痕、横长皮孔样突起及不规则疤痕。肉质，易断，断面皮部淡黄白色，可见橘红色油点，木部黄白色，导管呈放射状排列。气微，味微甜、微苦。

生地黄　多呈不规则的团块状或长圆形，中间膨大，两端稍细，有的细小，长条状，稍扁而扭曲，长6~12 cm，直径2~6 cm。表面棕黑色或棕灰色，极皱缩，具不规则的横曲纹。体重，质较软而韧，不易折断，断面棕黑色或乌黑色，有光泽，具黏性。气微，味微甜。

地黄以怀庆（今河南）产肥大而短，糯体细皮菊花心者佳。河南温县、武陟、孟县、博爱、沁阳等县区均有种植，河北邯郸曾为原怀庆府辖区域故也有种植地黄的历史。

熟地黄为不规则的块片、碎块，大小、厚薄不一。表面乌黑色，有光泽，黏性大。质柔软而带韧性，不易折断，断面乌黑色，有光泽。气微，味甜。

（2）水分　不得过15%。

（3）总灰分　不得过8.0%。

（4）酸溶性灰分　不得过3.0%。

（5）水溶性浸出物　不得少于65%。

（6）含量测定　按干燥品计，含梓醇不得少于0.20%，含毛蕊花糖苷不得少于0.020%。

（7）规格等级

生地以货干、个大柔实，皮灰黑色或棕灰色，断面油润、乌黑为好。无芦头、老母、生芯、杂质、虫蛀、霉变、焦枯的生地为佳品。并按大小分五等。

一等　干货。呈纺锤形或条形圆根。体重质柔润。表面灰白色或灰褐色。断面黑褐色或黄褐色，具有油性。味微甜。每千克16支以内。无芦头、老母、生芯、焦枯、杂质、虫蛀、霉变。

二等　干货。呈纺锤形或条形圆根。体重质柔润。表面灰白色或灰褐色。断面黑褐色或黄褐色，具有油性。味微甜。每千克32支以内。无芦头、老母、生芯、焦枯、杂质、虫蛀、霉变。

三等　干货。呈纺锤形或条形圆根。体重质柔润。表面灰白色或灰褐色。断面黑褐色或黄褐色，具有油性。味微甜。每千克60支以内。无芦头、老母、生芯、焦枯、杂质、虫蛀、霉变。

四等　干货。呈纺锤形或条形圆根。体重质柔润。表面灰白色或灰褐色。断面黑褐色或黄褐色，具有油性。味微甜。每千克100支以内。无芦头、老母、生芯、焦枯、虫蛀、霉变。

五等　干货。呈纺锤形或条形圆根。体质柔润。表面灰白色或灰褐色。断面黑褐色或黄褐色，具油性。味微甜。但油性少，支根瘦小。每千克100支以外，最小货直径1 cm以上。无芦头、老母、生芯、焦枯、杂质、虫蛀、霉变。

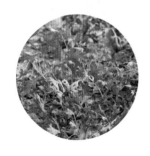

防风
Saposhnikovia divaricata

本品为伞形科植物防风［*Saposhnikovia divaricata* (Turcz.) Schischk.］的未抽花茎植株的干燥根。多年生草本植物，喜凉爽气候，耐寒，耐干旱，主产于吉林、黑龙江、内蒙古、河北等地。此外，辽宁、山东、山西、陕西等地亦产。以黑龙江产量最大。在商品中，黑龙江、吉林、辽宁，内蒙古（东部）所产的称"关防风"或"东防风"，品质最佳；内蒙古（西部）、河北（承德、张家口）所产的"口防风"和山西所产的"西防风"品质次于关防风；河北（保定、唐山）及山东所产的称"山防风"，又称"黄防风""青防风"，品质亦较次。防风的根可生用，辛、甘，微温。入膀胱、肝、脾经。具有发表、祛风、胜湿、止痛之功。防风药用历史悠久，《神农本草经》中被列为上品，主治外感风寒、周身疼痛、头痛目眩、风寒湿痹、骨节疼痛等证。本品含挥发油、甘露醇、苦味苷等。药理活性研究主要集中在解热、镇痛和抗炎等方面。

【采　收】

播种和根段繁殖的水肥充足，管理得好一年即可收获，如选地不当或管理不善，则需3~4年收获。留种的第二年收，收种子后如根部未木质化仍可入药。春季在发芽前，秋季在霜降至立冬采挖。收获时在畦的一边顺行深挖，露出根后用手扒出，以防挖断。

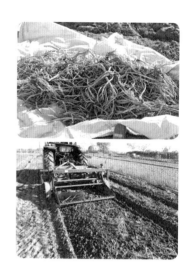

图5-43　防风的采收

【加　工】

挖出后除净残茎和泥土，晒至半干时去掉毛须，再晒至九成干，按粗细长短分别扎捆，再晒至全干，即可。每4 kg左右鲜根可加工1 kg干货。以根条粗、长、皮细而紧，无毛须，断面中心色黄者为佳。

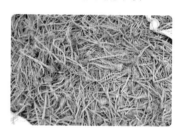

图5-44　加工后的防风

【炮制方法】

1. 切制

取原药材，除去杂质，洗净，润透，切厚片，干燥，筛去碎屑。

2. 炒黄

取净防风片，置炒制容器内，用中火加热，炒至表面深黄色、微有焦斑，取出，晾凉，筛去碎屑。

3. 炒炭

取净防风片，置炒制容器内，用武火加热，炒至表面黑色，内部呈黑褐色，喷少许清水，灭尽火星，取出，晾干。

【质量标准】

《中国药典》2015年版规定：

（1）性状　本品呈长圆锥形或长圆柱形，下部渐细，有的略弯曲，长15~30 cm，直径0.5~2 cm。表面灰棕色或棕褐色，粗糙，有纵皱纹、多数横长皮孔样突起及点状的细根痕，根头部有明显密集的环纹，有的环纹上残存棕褐色毛状叶基。体轻，质松，易折断，断面不平坦，皮部棕黄色至棕色，有裂隙，木部黄色。气特异，味微甘。

（2）水分　不得过10.0%。

（3）总灰分　不得过6.5%。

（4）酸不溶性灰分　不得过1.5%。

（5）醇溶性浸出物含量　不得少于13.0%。

（6）含量测定　按干燥品计算，升麻素苷（$C_{22}H_{28}O_{11}$）和5-O-甲基维斯阿米醇苷（$C_{22}H_{23}O_{10}$）总含量不得少于0.24%。

（7）规格等级

一等　干货。根呈圆柱形，表面有皱纹，顶端带有毛状叶基，外皮黄褐色或灰黄色，质松较柔软。断面棕黄色或黄白色，中间淡黄色。味微甜。根长15 cm以上，芦下直径0.6 cm以上，无杂质、虫蛀、霉变。

二等　根呈圆柱形，偶有分枝，表面有皱纹，顶端常有毛状叶基，外皮黄褐色或灰黄色，质松柔软。断面棕黄色或黄白色，中间淡黄色。味微甜。芦下直径0.4 cm以上，无杂质、虫蛀、霉变。

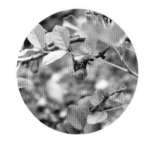

甘草
Glycyrrhiza uralensis

本品为豆科植物甘草（*Glycyrrhiza uralensis* Fisch）、胀果甘草（*Glycyrrhiza inflata* Bat.）或光果甘草（*Glycyrrhiza glabra* L.）的干燥根及根茎。甘草主产于内蒙古，以鄂尔多斯市杭锦旗所产者品质最优，习称"内蒙甘草"，视为道地药材。胀果甘草主产于新疆、陕北三边及甘肃河西走廊，习称"新疆甘草"或"西北甘草"；光果甘草主产于新疆，欧洲亦有分布，习称"欧甘草"或"洋甘草"。商品分西草和东草2个品别。西草指内蒙西部及陕西、甘肃、青海等地所产皮细、色红、粉足的优质草。东草指内蒙东部及东北、河北、山西等地所产。新疆草中质优的按西草论等级，质次的为原料草。主要化学成分甘草甜素，以及甘草苷、异甘草苷、新甘草苷等黄酮类化合物。性味甘，平。归心、肺、脾、胃经。具有补脾益气、清热解毒、祛痰止咳、缓急止痛、调和诸药的功效。用于脾胃虚弱、倦怠乏力、心悸气短、咳嗽痰多、脘腹、四肢挛急疼痛、痈肿疮毒等症，还可缓解药物毒性、烈性。

【采　收】

直播栽培甘草第四年、根茎及分株繁殖第三年、育苗移栽者第二年可以采收。秋季于甘草地上部枯萎时至封冻前均可采收，春季采收于甘草萌发前进行。春、秋二季采挖，除去须根及茎基，切成适当长度的段，晒干。亦有把外皮削除，切成长段晒干者，习称"粉甘草"；扎成把者称为"把甘草"。

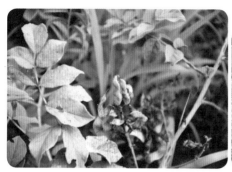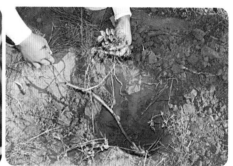

图5-45　甘草的果实　　　　　　　图5-46　甘草的根及根茎

【加　工】

选环境整洁、宽敞、通风良好，周边无污染源的干燥地段设置加工棚。将采挖回来的鲜甘草趁鲜经专用切刀人工切去芦头、侧根、毛根及腐烂变质或损伤严重部分，按等级要求切成20～40 cm的条草，扎成小把，小垛晾晒。5天后起大垛继续阴干15天。然后，按国家口岸出口标准和国家中医药管理局内销标准进行分级打捆，每捆8 kg左右，按等级起大垛。地面以原木架高铺席子后，再放甘草小捆，上盖席子自然风干。

【炮制方法】

1. 切制

取原药材，除去杂质，洗净，润透，切厚片、干燥。

2. 蜜炙

取熟蜜，加适量开水稀释后，加入净甘草片中拌匀，闷润至透，置炒制容器内，文火加热，炒至黄色至深黄色、不粘手时，取出晾凉。

【质量标准】

《中国药典》2015年版规定：

（1）性状

甘草　根呈圆柱形，长25～100 cm，直径0.6～3.5 cm。外皮松紧不一。表面红棕色或灰棕色，具显著的纵皱纹、沟纹、皮孔及稀疏的细根痕。质坚实，断面略显纤维性，黄白色，粉性，形成层环明显，射线放射状，有的有裂隙。根茎呈圆柱形，表面有芽痕，断面中部有髓。气微，味甜而特殊。

胀果甘草　根和根茎木质粗壮，有的分枝，外皮粗糙，多灰棕色或灰褐色。质坚硬，木质纤维多，粉性小。根茎不定芽多而粗大。

光果甘草　根和根茎质地较坚实，有的分枝，外皮不粗糙，多灰棕色，皮孔细而不明显。

（2）水分　甘草不得过12.0%；炙甘草不得过10.0%。

（3）总灰分　不得过5.0%。

（4）酸不溶性灰分　不得过2.0%。

（5）重金属及有害元素限量　铅不得过5 mg/kg；镉不得过0.3 mg/kg；砷不得过2 mg/kg；汞不得过0.2 mg/kg；铜不得过20 mg/kg。

（6）有机氯农药残留量　含总六六六（α-BHC、β-BHC、γ-BHC、δ-BHC之和）不得过0.2 mg/kg；总滴滴涕（pp'-DDE、pp'-DDD、op'-DDT、pp'-DDT之和）不得过0.2 mg/kg；五氯硝基苯不得过0.1 mg/kg。

（7）含量测定　甘草酸（$C_{42}H_2O_{16}$）、甘草苷（$C_{21}H_2O$）含量用高效液相色谱法测定。甘草酸：甘草饮片不得少于1.8%，炙甘草不得少于1.0%。甘草苷：甘草饮片不得少于0.45%，炙甘草不得少于0.50%。

（8）规格等级

一等　干货。呈圆柱形，单枝顺直。表面红棕色、棕黄色或灰棕色，皮拉紧，有纵纹，切除头尾，口面整齐。质坚实、体重。断面黄白色，粉性足。味甜。长25～50 cm，顶端直径1.5 cm以上。间有黑心。无须根、杂质、虫蛀、霉变。

二等　干货。呈圆柱形，单枝顺直。表面红棕色、棕黄色或灰棕色，皮细紧，有纵纹，切除头尾，口面整齐。质坚实、体重。断面黄白色，粉性足。味甜。长25～50 cm，顶端直径1 cm以上，间有黑心。无须根、杂质、虫蛀、霉变。

三等　干货。呈圆柱形，单枝顺直。表面红棕色、棕黄色或灰芝色，皮细紧，有纵纹，切除头尾，口面整齐。质坚实、体重。断面黄白色，粉性足。味甜。长25～50 cm，顶端直径0.7 cm以上。无须根、杂质、虫蛀、霉变。

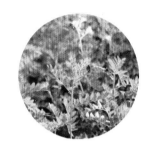

黄芪

Astragalus membranaceus

本品为蒙古黄芪［*Astragalus membranaceus*（Fisch.）Bge var. mongholicus（Bge.）Hsiao］或膜荚黄芪［*Astragalus membranaceus*（Fisch.）Bge.］的干燥根茎。其中蒙古黄芪又称白皮芪（陕西）、混其日（蒙药音译），膜荚黄芪又称山爆仗（山东）、箭秆花（陕甘宁地区），均以干燥的根入药，其药材名为黄芪，原名黄耆，始载于《神农本草经》。其性微温，味甘。有补气固表、利尿、拔毒排脓、生肌等功能。用于气短心悸、乏力、虚脱、自汗、盗汗、体虚浮肿、慢性肾炎、久泻、脱肛、子宫脱垂、痈疽难溃及疮口久不愈合。现代医学研究表明，黄芪具有提高免疫、抗衰老、抗应激、抗心肌缺血、抗肾炎、抗肝炎、抗胃溃疡、抗骨质疏松、中枢镇静、镇痛、益智及治疗高血压、糖尿病等作用。黄芪还用于治疗消化道肿瘤、肝癌、肺癌、妇科肿瘤等各种肿瘤有气虚表现者。由于黄芪药性温和，被称之为"补气固表之圣药"，广泛应用于临床配方。黄芪中主要含有三萜皂苷、黄酮类化合物、多糖及微量元素和氨基酸等多种有效成分。三萜皂苷中以黄芪苷Ⅰ（也称黄芪甲苷）及Ⅱ为主要成分，特别是黄芪甲苷常用作质量控制的主要指标。蒙古黄芪分布于黑龙江、吉林、河北、山西、内蒙古等省区，膜荚黄芪分布于黑龙江、吉林、辽宁、河北、山东、山西、内蒙古、陕西、宁夏、甘肃、青海、新疆、四川和云南等省区。

【采　收】

黄芪以3～4年采挖最好。目前生产中存在1～2年采挖的现象，严重影响了黄芪的药材品质，建议足年采挖。黄芪在萌动期和休眠期的有效成分黄芪甲苷含量较高。因此，黄芪应在春（4月末至5月初）和秋（10月末至11月初）两季采挖。采收时可先割除地上部分，然后将根部挖出。可用根茎类药材收获机进行采收，一天可收30亩左右。

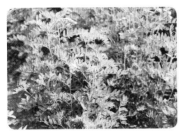
图5-47　黄芪

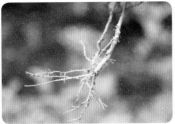
图5-48　黄芪根

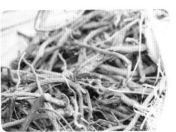
图5-49　黄芪药材

【加　工】

将挖出的根，除去泥土，剪掉芦头、须根，置烈日下曝晒（边晒边揉）或炕烘，至半干时，将根理直，用细铁丝扎把，捆成小捆，再晒或烘至全干。条粗长，质硬而韧，表面淡黄色，断面外层白色，中间淡黄色，粉性足、味甜者为佳。干品放通风干燥处贮藏。一般每亩产干品150～250 kg，高产者可达300 kg以上。

【炮制方法】

1. 切制

取原药材，除去杂质，大小分开，洗净，润透，切厚片，干燥。

2. 蜜炙

取熟蜜，加适量开水稀释后，加入净黄芪片，拌匀，闷润至透，置炒制容器内，用文火加热，炒至深黄色、不粘手时，取出晾凉。每100 kg黄芪片，用熟蜜25 kg。

【质量标准】

《中国药典》2015年版规定：

（1）性状　本品呈圆柱形，有的具分枝，上端较粗，长30～90 cm，直径1～3.5 cm。表面淡棕黄色或淡棕褐色，有不规则的纵皱纹或纵沟。质硬而韧，不易折断，断面纤维性强，并显粉性，皮部黄白色，木部淡黄色，有放射状纹理和裂隙，老根中心偶呈枯朽状，黑褐色或呈空洞。气微，味微甜，嚼之微有豆腥味。

（2）水分　不得过10.0%。

（3）总灰分　不得过5.0%。

（4）重金属及有害元素　铅不得过5 mg/kg；镉不得过0.3 mg/kg；砷不得过2 mg/kg；汞不得过0.2 mg/kg；铜不得过20 mg/kg。

（5）有机氯农药残留量　含总六六六（α-BHC、β-BHC、γ-BHC、δ-BHC之和）不得过0.2 mg/kg；总滴滴涕（pp'-DDE、pp'-DDD、op'-DDT，pp-DDT之和）不得过0.2 mg/kg；五氯硝基苯不得过0.1 mg/kg。

（6）浸出物　不得少于17.0%。

（7）含量测定　本品按干燥品计算，含黄芪甲苷（$C_{41}H_{68}O_{14}$）不得少于0.040%。含毛蕊异黄酮葡萄糖苷（$C_{22}H_{22}O_{10}$）不得少于0.020%。

（8）规格等级

黄芪以无芦头、尾梢、须根、枯朽、虫蛀及霉变为合格。以条粗、皱纹少、断面色黄白、粉性足、味甜者为优。共分四个等级。

特等　干货。呈圆柱形的单条，去掉疙瘩头或喇叭头，顶端尖有空心。表面灰白色或淡褐色。质硬而韧。断面外层白色，中间淡黄色或黄色，有粉性。味甘，有生豆腥气。长70 cm以上，上中部直径2 cm以上，末端直径不小于0.6 cm。无须根、老皮、虫蛀、霉变。

一等　干货。呈圆柱形的单条，去掉疙瘩头或喇叭头，顶端尖有空心。表面灰白色或淡褐色，质硬而韧。断面外层白色，中间淡黄色或黄色，有粉性。味甘，有生豆腥气。长50 cm以上，上中部直径1.5 cm以上，末端直径不小于0.5 cm。无须根、老皮、虫蛀、霉变。

二等　干货。呈圆柱形的单条，去掉疙瘩头或喇叭头，顶端尖有空心。表面灰白色或淡褐色，质硬而韧。断面外层白色，中间淡黄色或黄色，有粉性。味甘，有生豆腥气。长40 cm以上，上中部直径1 cm以上，末端直径不小于0.4 cm。无须根、虫蛀、霉变。

三等　干货。呈圆柱形的单条，去掉疙瘩头或喇叭头，顶端尖有空心。表面灰白色或淡褐色，质硬而韧。断面外层白色，中间淡黄色或黄色，有粉性。味甘，有生豆腥气。上中部直径0.7 cm以上，末端直径不小于0.3 cm。无须根、虫蛀、霉变。

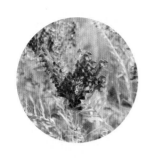

黄芩

Scutellaria baicalensis

本品为唇形科多年生草本植物黄芩（*Scutellaria baicalensis* georgi.）的干燥根。药材名黄芩，别名山茶根、土金茶根、黄芩茶、鼠尾芩、条芩、子芩、片芩、枯芩等。黄芩性寒味苦，有清热燥湿、泻火解毒、止血安胎等效用。多用于温病发热、肺热咳嗽、湿热痞满、泻痢、黄疸、高热烦渴、痈肿疮毒、胎动不安等病症。其化学成分主要有效成分有黄芩苷、黄芩素、汉黄芩苷、汉黄芩素、黄芩新素、黄芩黄酮I、黄芩黄酮Ⅱ等，其中黄芩苷为2015年版《中国药典》规定的指标成分。现代药理研究证明，黄芩具有解热、镇静、降压、利尿、降低血脂、提高血糖、抗炎、抗变态以及提高免疫等功能，具有较广的抗菌谱，对痢疾杆菌、白喉杆菌、铜绿假单胞菌、葡萄球菌、链球菌、肺炎双球菌以及脑膜炎球菌具有作用，对多种皮肤真菌和流感病毒亦有一定的抗菌和抑制作用；此外，还能消除超氧自由基、抑制化脂质生成以及抑制肿瘤细胞等抗衰老、抗癌作用。黄芩属植物有300余种之多，广布世界各地，我国有101种及29个变种，但古今本草皆以黄芩的干燥根入药。黄芩主产于河北、山东、陕西、内蒙古、辽宁、黑龙江等省区，尤以河北承德一带产者最为道地，其质地坚实，色泽金黄纯正，俗称"热河黄芩"。

【采　收】

生长1年的黄芩，由于根细、产量低，有效成分含量也低，不宜采收。温暖地区以生长1.5～2年，寒冷地区以生长2～3年采收为宜。生长年限过长，

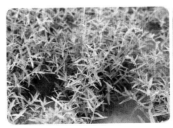

图5-50　黄芩

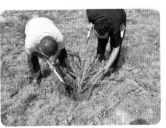

图5-51　黄芩的采挖

导致根部枯心，病害加重，生长速度减慢，同时黄芩苷含量也会逐渐下降，单位年限的种植效益也会降低。春秋季节收获均可，但以春季收刨更为适宜，既有利于加工晾晒，品质也相对较好。收刨时，应尽量避免或减少伤断，去掉茎叶，抖净泥土，运至晒场进行晾晒。

【加　工】

黄芩宜选通风向阳干燥处进行晾晒，生长不足2年的黄芩由于根外无老皮或老皮较少，所以直接晾晒干燥即可。2～3年生的黄芩晒至半干时，每隔3～5天，用铁丝筛、竹筛、竹筐或撞皮机撞一遍老皮，连撞2～3遍。生长年限短者少撞，生长年限长者多撞。撞至黄芩根形体光滑，外皮黄白色或黄色为宜。撞下的根尖及细侧根应单独收藏，其黄芩苷含量较粗根更高。晾晒过程应避免水洗或雨淋，否则易变绿变黑，失去药用价值。黄芩鲜根折干率为30%～40%。

【炮制方法】

1．切制

取原药材，除去杂质，洗净。大小分档，置沸水中煮10分钟，取出，闷8～12小时，至内外湿度一致时，切薄片干燥或置蒸制容器内，隔水蒸至"圆汽"后半小时，待质地软化，取出，趁热切薄片，干燥（注意避免曝晒）。

2．酒炙

取黄芩片，加黄酒拌匀，稍闷，待酒被吸尽后，置炒制容器内；用文火炒至药物表面微干，深棕黄色，嗅到药物与辅料的固有香气，取出，晾凉。每100 kg黄芩片，用黄酒10 kg。

3．炒炭

取黄芩片，置预热的炒制容器内，用武火炒至药物表面黑褐色，内部深黄色，取出，摊开晾凉。

【质量标准】

《中国药典》2015年版规定：

（1）性状　本品呈圆锥形，扭曲，长8～25 cm，直径1～3 cm。表面棕黄色或深黄色，有稀疏的疣状细根痕，上部较粗糙，有扭曲的纵皱纹或不规则的网纹，下部有顺纹和细皱纹。质硬而脆，易折断，断面黄色，中心红棕色；老根中心呈枯朽状或中空，暗棕色或棕黑色。气微，味苦。

（2）含水量　不得过12.0%。

（3）总灰分　不得6.0%。

（4）醇溶性浸出物　不得少于40.0%。

（5）含量测定　按干燥品计算，黄芩苷（$C_2H_{12}O_{11}$）的含量不得少于9.0%。

（6）规格等级

条芩规格标准：

一等　干货。呈圆锥形，上部皮较粗糙，有明显的网纹及扭曲的纵皱。下部皮细有顺纹或皱纹。表面黄色或黄棕色。质坚脆。断面深黄色，上端中央有黄绿色或棕褐色的枯心。气微、味苦。条长10 cm以上，中部直径1 cm以上。去净粗皮。无杂质、虫蛀、霉变。

二等　干货。呈圆锥形，上部皮较粗糙，有明显的网纹及扭曲的纵皱，下部皮细有顺纹。表面黄色或黄棕色。质坚脆。断面深黄色，上端中央有黄绿色或棕褪色的枯心。气微、味苦。条长4 cm以上，中部直径1 cm以下，但不小于0.4 cm。去净粗皮。无杂质、虫蛀、霉变。

枯碎芩规格标准：

统货。干货。即老根多中空的枯芩和块片碎芩，破断尾芩。表面黄或淡黄色。质坚脆。断面黄色。气微、味苦。无粗皮、茎芦、碎渣、杂质、虫蛀、霉变。

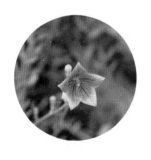

桔梗 *Platycodon*

本品为桔梗科植物桔梗［*Platycodon*、*grandiflorum*（Jacq.）A.DC.］的干燥根。苦、辛，平。归肺经。具有宣肺、利咽、祛痰、排脓的功效。用于咳嗽痰多、胸闷不畅、咽痛音哑、肺痈吐脓等症。其根含多种皂苷，迄今已分得18种三萜皂苷。桔梗为药食两用品种，全国多数地区均有栽培，以东北、华北产量最大，华东地区质量最好。

【采　收】

桔梗的采收时期一般为秋季和春季。秋季一般在地上部分枯萎后进行采收，春季则在地下萌芽前进行采收。秋季最佳合理采收期为9～10月份。这也与文献记载"桔梗春秋两季采挖，以秋季采挖者质量较佳"相符。但采收也不宜过早，过早其根部尚未充实，折干率低，影响产量。

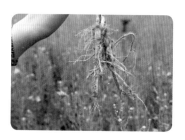

图5-52　桔梗根

【加　工】

药用桔梗传统的加工方法是，用竹刀或瓷片等刮去鲜根外皮，洗净晒干。传统刮皮的桔梗应趁鲜进行刮皮，若采收后堆放一定时间后，其根部的外皮因失水变得较难刮去。刮皮后的桔梗应及时晒干，否则易生霉变质，或出现黄色的水锈，影响药材的质量。桔梗在我国大部分地区都有分布，以东北、华北产量较大，称为"北桔梗"，以华东地区产品质量最佳，称为

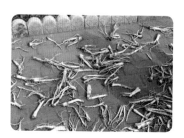

图5-53　去皮后晾晒中的桔梗

"南桔梗"。在桔梗的加工过程中，"南桔梗"分为一等、二等、三等3个等级；而"北桔梗"只有统货。但是出口的北桔梗商品则有一等、二等、三等、四等和桔梗碎5个等级。因此在桔梗的加工过程中应按照不同的规格等级进行分拣。

【炮制方法】

1. 姜炙

取净桔梗80 g，姜汁16 ml，置盆中拌匀，闷约1小时，后转入锅中用文火炒至药材全部干透，外皮呈淡黄色。

2. 蜜炙

取净蜜6 ml，加水6 ml稀释，与80 g净桔梗置于盆中拌匀，闷约1小时，后转入锅中用文火炒至不粘手，取出。

3. 醋炙

取净桔梗80 g，醋16 ml，置盆中拌匀，闷约1小时，后转入锅中用文火炒至药材全

部干透，外皮呈淡黄色，取出。

4．炒黄

取净桔梗80 g，用文火炒至外皮呈淡黄色，取出。

【质量标准】

《中国药典》2015年版规定：

（1）性状　本品呈圆柱形或略呈纺锤形，下部渐细，有的具分枝，略扭曲，长7～20 cm，直径0.7～2 cm。表面淡黄白色至黄色，不去外皮者表面黄棕色至灰棕色，具纵扭皱沟，并有横长的皮孔样斑痕及支根痕，上部有横纹。个别顶端有较短的根茎或不明显，其上有数个半月形茎痕。质脆，断面不平坦，形成层环状棕色，皮部黄白色，有裂隙，木部淡黄色。气微，味微甜后苦。

（2）总灰分　不得过5.0%。

（3）水分　不得过12.0%。

（4）规格等级　统货。干货。呈纺锤形或圆柱形，多细长弯曲，有分枝。去净粗皮。表面白色或淡黄白色。体松泡。断面皮层白色。中间淡黄白色。味甘。大小长短不分，上部直径不低于0.5 cm。无杂质、虫蛀、霉变。

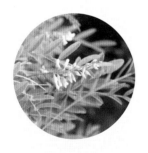

苦参
Sophora flavescens

本品为豆科植物苦参（*Sophora flavescens* Ait.）的干燥根。味苦，性寒。归心、肝、胃、大肠、膀胱经。清热燥湿，杀虫，利尿。用于热痢，便血，黄疸尿闭，赤白带下，阴肿阴痒，湿疹，湿疮，皮肤瘙痒，疥癣麻风，外治滴虫性阴道炎。苦参根含有多种生物碱，主要为苦参碱及氧化苦参碱。主产于山西、河南、河北等省。

【采　收】

春、秋二季采挖，秋季于植株枯萎之后采收，春季于植株萌芽之前采收。采收时先除去枯枝，再从田垄一端采挖，挖全根系，除净泥土，剪去残茎和细小的侧枝，晾晒或烘干，晒到七成干时捆把，再晾晒到完全干燥为止。

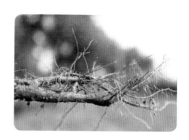

图5-54　苦参根

【加　工】

刨出全株，按根的自然生长情况，分割成单根，去掉芦头、须根，洗净泥沙，晒干或烘干即成。鲜根切成1 cm厚的圆片或斜片，晒干或烘干即成苦参片。

【炮制方法】

切制

（1）润后切　除去残留根头，大小分开，洗净，浸泡至约六成透时，润透，切厚片，干燥。

（2）蒸后切　将苦参原药材洗净放在蒸器中，蒸至能切片为度，切片烘干。

（3）米水浸后切　苦参原药材洗净后用浓米泔水浸约六成透后切片烘干。

【质量标准】

《中国药典》2015年版规定：

（1）性状　本品呈长圆柱形，下部常有分枝，长10～30 cm，直径1～6.5 cm。表面灰棕色或棕黄色，具纵皱纹和横长皮孔样突起；外皮薄，多破裂反卷，易剥落；剥落处显黄色，光滑。质硬，不易折断，断面纤维性；切片厚3～6 mm；切面黄白色，具放射状纹理和裂隙，有的具异型维管束呈同心性环列或不规则散在。气微，味极苦。

（2）水分　不得超过11.0%。

（3）总灰分　不得超过8.0%。

（4）浸出物　不得少于20.0%。

（5）含量测定　本品按干燥品计算，含苦参碱（$C_{15}H_{24}N_2O$）和氧化苦参碱（$C_{15}H_{24}N_2O_2$）的总量不得少于1.2%。

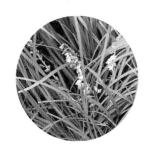

麦冬
Ophiopogon japonicus

本品为百合科植物麦冬［*Ophiopogon japonicus*（L.f）Ker-GawL］的干燥块根。味甘、微苦，微寒。归心、肺、胃经。具有养阴生津、润肺清心、肺燥干咳、阴虚痨嗽、喉痹咽痛、津伤口渴、内热消渴、心烦失眠、肠燥便秘等症。主要化学成分为麦冬皂苷。麦冬主产于浙江、四川、贵州、江苏等地。浙江、四川产量大，质量好，为"道地药材"。产于浙江杭州笕桥一带者称为"杭麦冬"或"笕麦冬"，为浙八味之一。川麦冬又名涪城麦冬、绵麦冬，产于四川省三台县，产区主要集中在三台县涪江流域。河北、山东等地均有小面积种植。麦冬是中国名贵传统中药材之一，已有500多年的种植历史。

【采 收】

于栽后第2年或第3年的4月上中旬收获。选晴天先用犁翻耕土壤25 cm，将麦冬翻出，抖去泥土，切下块根和须根，分别放箩筐内，置流水中用脚踩搓淘净泥沙。将洗净的麦冬摊放在晒席或晒场上暴晒，干后再用手轻轻揉搓，再反复晾晒，如此反复几次，直至搓掉须根，用筛子筛去杂质即成。若遇阴雨天，可用40~50℃文火烘10~20小时，取出稍加晾晒，再烘至全干，筛去杂质即成商品。一般可亩产干麦冬150 kg左右，高产时达250 kg。麦冬以粒大而长、形似棱状、肉实色黄白者为佳。

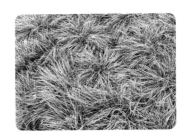

图5-55 麦冬

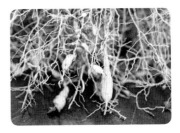

图5-56 麦冬块根

【加 工】

麦冬加工方法因地而异。如四川是将洗净的块根放在晒席上或晒场上曝晒，晒干水气后，用双手搓（不要搓破皮）后再晒，晒后再搓，如此反复5~6次，直到去尽须根，干燥后即成商品。浙江是将洗净的块根放在晒具上晒3~5天，须根逐渐由软变硬后放在箩筐内闷放2~3天，再翻晒3~5天，并经常翻动，以利干燥均匀。这样反复3~4次，至块根干燥度达70%，即可剪去须根，再晒至干燥。若采用火烘时，温度以40~50℃

为宜。共烘2次：第一次烘15～20小时，放置几天后，再进行第二次烘干至干燥。干燥后，去掉须根即可。商品宜干燥、无泥、无杂质和根须无白色、无破坏和虫蛀。

【炮制方法】

1. 压制

除去杂质，洗净，润透，轧扁，干燥。

2. 朱砂制

取飞朱砂加水，与生品麦冬拌匀，晒干。每1 kg麦冬，用朱砂30 g。

3. 米炒

取生品麦冬，加米炒至黄色带黑斑为度，筛去米即可。麦冬1 kg，用米150 g。

4. 炒黄

取生品麦冬置于热锅中，用文火炒至表面胀胖发松，呈老黄色，带焦斑为度。

5. 去心

取生品麦冬，加温水浸泡20分钟后，闷至柔软后，去心晒干。

【质量标准】

《中国药典》2015年版规定：

（1）性状　本品呈纺锤形，两端略尖，长1.5～3 cm，直径0.3～0.6 cm。表面淡黄色或灰黄色，有细纵纹。质柔韧，断面黄白色，半透明，中柱细小。气微香，味甘、微苦。

（2）水分　不得超过18.0%。

（3）总灰分　不得超过5.0%。

（4）浸出物　水溶性浸出物用冷浸法测定，不得少于60.0%。

（5）含量测定　本品按干燥品计算，含麦冬总皂苷以鲁斯可皂苷元（$C_{27}H_{42}O_4$）计，不得少于0.12%。

（6）规格等级

①浙麦冬规格标准：

一等　干货。呈纺锤形半透明体。表面黄白色。质柔韧。断面牙白色，有木质心。味微甜，嚼之有黏性。每50 g，150支以内。无须根、油粒、烂头、枯子、杂质、霉变。

二等　干货。呈纺锤形半透明体。表面黄白色，质柔韧，断面牙白色，有木质心。味微甜。嚼之有黏性。每50 g，280支以内。无须根、油粒、烂头、枯子、杂质、霉变。

三等　干货。呈纺锤形半透明体。表面黄白色。质柔韧。断面牙白色，有木质心。味微甜，嚼之有黏性。每50 g，280支以外，最小不低于麦粒大。油粒、烂头不超过10%。无须根、杂质、霉变。

②川麦冬规格标准：

一等　干货。呈纺锤形半透明体。表面淡白色，木质心细软。味微甜，嚼之少黏性。每50 g，190粒以内，无须根、乌花、油粒、杂质、霉变。

二等　干货。呈纺锤形半透明体。表面淡白色，断面淡白色。木质心细软。味微甜，嚼之少黏性。每50 g，300粒以内。无须根、乌花、油粒、杂质、霉变。

三等　干货。呈纺锤形半透明体。表面淡白色，断面淡白色。木质心细软。味微甜，嚼之少黏性。每50 g，300粒以外，最小不低于麦粒大。间有乌花、油粒不超过10%，无须根、杂质、霉变。

> 备注
> 1．麦冬，浙江产者为二、三年生，四川产者为一年生，质量不同，故分为浙、川两类。各地引种的麦冬，符合哪个标准即按哪个标准分等。
> 2．野生麦冬，与家种质量相同者，可按家种麦冬标准分等。

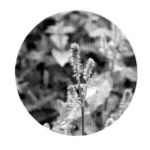

牛膝 *Achyranthes bidentata*

本品为苋科植物牛膝（*Achyranthes bidentata* Blume）的干燥根。性平，味苦、甘、酸。有逐瘀通经、补肝肾、强筋骨、利尿通淋等效用。其根部含皂苷、蜕皮甾酮和牛膝甾酮等多种活性成分。主产于河南武陟、沁阳等地。河北、山西、山东、江苏等省亦产，均为栽培品。河南省产的牛膝称为"怀牛膝"为四大怀药之一。

【采　收】

冬季茎叶枯萎时采挖，栽培者一般于播种当年的11月采收。采挖时先从田垄一端开始挖沟，沟宽60 cm、深60～80 cm，然后将牛膝整株连根全部挖出，注意不要挖断根条。现多使用机械进行采收。先抖去泥沙、除去毛须、侧根，然后理直根条，每10根扎成1把，直接晾晒，晒至八成干时取回，将其堆积于通风干燥的室内，盖上草席，使其"发汗"，两天后再晒至全干，切去芦头即成"毛牛膝"。

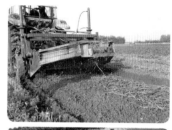

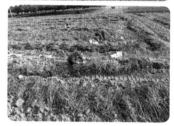

图5-57　牛膝的采收

【加　工】

除去根及泥沙，依据粗细分档，扎成直径10 cm小把挂在室外晒架上，根条下垂，晒至干皱后，切去顶端茎枝，扎把，再晒干。干燥时严防受冻或雨雪淋。为了防止霉变和虫蛀，可将毛牛膝用硫磺熏蒸4～5小时。每100 kg牛膝需用硫磺1.5 kg。

【炮制方法】

1．切制

取原药材，除去杂质，洗净，润透，除去芦头，切段，晒干或低温干燥。

2．酒炙

取牛膝段，加入定量黄酒搅拌，稍闷润，待酒被吸进后，置炒制容器内，用文火加热，炒干，取出晒凉。每100 kg牛膝段，用黄酒10 kg。

3．盐炙

取牛膝段，加入定量食盐水搅拌，稍闷润，待盐水被吸进后，置炒制容器内，用文火加热，炒干，取出晒凉。每100 kg牛膝段，用盐2 kg。

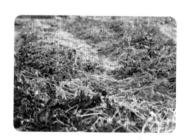

图5-58　牛膝晾晒

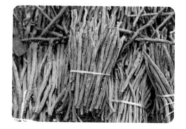

图5-59　牛膝加工

【质量标准】

《中国药典》2015年版规定：

（1）性状　本品呈细长圆柱形，挺直或稍弯曲，长15～70 cm，直径0.4～1 cm。表面灰黄色或淡棕色，有微扭曲的细纵皱纹、排列稀疏的侧根痕和横长皮孔样的突起。质硬脆，易折断，受潮后变软，断面平坦，淡棕色，略呈角质样而油润，中心维管束木质部较大，黄白色，其外周散有多数黄白色点状维管束，断续排列成2～4轮。气微，味微甜而稍苦涩。

（2）水分　不得超过15.0%。

（3）总灰分　不得过9.0%。

（4）二氧化硫残留量　不得过400 mg/kg。

（5）醇溶性浸出物　不得少于5.0%。

（6）规格等级

一等　（头肥）干货。呈长条圆柱形。内外黄白色或浅棕色。味淡微甜。中部直径0.6 cm以上。长50 cm以上。根条均匀。无冻条、油、破条、杂质、虫蛀、霉变。

二等　（二肥）干货。呈长条圆柱形。内外黄白色或浅棕色。味淡微甜。中部直径0.4 cm以上，长35 cm以上。根条均匀。无冻条、油条、破条、杂质、虫蛀、霉变。

三等　（平条）干货。呈长条圆柱形。内外黄白色或浅棕色。味淡微甜。中部直径0.4 cm以下，但不小于0.2 cm，长短不分，间有冻条、油条、破条。无杂质、虫蛀、霉变。

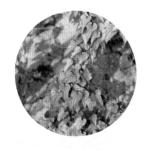

山药
Dioscorea opposite

本品为薯蓣科植物薯蓣（*Dioscorea opposite* Thunb.）的干燥根茎，性平，味甘。归脾、肺、肾经。具有补脾养胃、生津益肺、补肾涩精的作用，用于脾虚食少、久泻不止、肺虚咳喘、肾虚遗精、带下、尿频、虚热消渴等症。山药主要含有淀粉、蛋白质、多糖、薯蓣皂苷等成分。山药是药食同源品种之一，几乎全国各地都有栽培，主产于河南、山西、河北、陕西等省。习惯认为河南（怀庆府）所产者品质最佳，故有"怀山药"之称，为山药中之佳品，河北省安国、蠡县等地所产祁山药为著名"八大祁药"之一。

【采　收】

冬春季均可采收，而以冬季为优。冬令采收一般在霜降后，当叶片枯落时方可开始。先拆除支架，抖落零余子，从山药地的一端起始，顺垄挖45～65 cm的深沟，逐一将山药挖出。起挖时务必小心，谨防损伤。而后掰净其上泥土，切去根头（俗称芦头，贮藏作来年种栽之用），其余根茎入药。山药的地下块茎较耐寒，在0℃不至受冻，甚至-15℃左右地冻条件下仍能越冬，所以，采收山药一般在霜降后出现明霜、茎叶全部枯萎后进行采收（即当年的10月底至11月初）。过早采收则产量低，过晚采收则易冻伤。为了满足市场供应，增加收入，也可提前收获，但也不宜太早，最早可在8月上中旬采收。

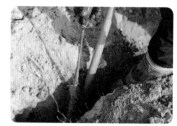
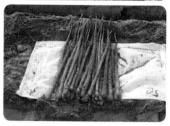

图5-60　山药的采收

采收山药时选择晴暖天气进行，注意避免弄断根茎，应从田垄的一端开始，挖出60 cm见方的坑，用小铲铲断所有须根，露出完整的山药后才提取出来。如是打洞栽培的，则采收方便得多，只要用手抓住山药苗，轻轻从洞中拔出即可。山药采收后，略加晾晒，就可进行收储或出售。除了人工采挖，目前较普遍采用机械采收，可提高收获效率，减少用工成本。

【加　工】

山药商品有毛山药、光山药和山药片：

（1）毛山药　将采回的山药趁鲜洗净泥土，切去根头，用竹刀等刮去外皮和须根，然后干燥即为毛山药。

（2）山药片　或除去外皮，趁鲜切厚片，干燥，即为山药片。

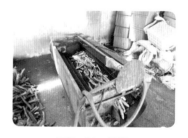

图5-61　清洗

（3）光山药　选顺直肥大的干燥山药，至清水中浸至无干心，闷透，用木板搓成圆柱状，切齐两端，晒干，打光，即为光山药。

山药传统加工方法易造成二氧化硫残留和有效成分损失，自2005年版《中国药典》已删除硫磺熏蒸的加工山药的方法。目前现代加工技术主要包括冷冻干

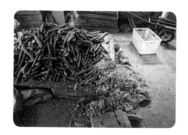

图5-62　去皮

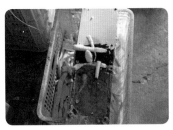
图5-63 切片

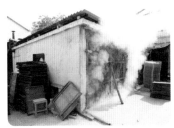
图5-64 烘干

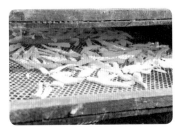
图5-65 晾晒

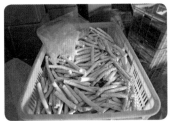
图5-66 光山药

燥法和护色剂处理烘干法。

冷冻干燥法的流程为 清洗去皮→护色→切片→摆盘→预冻→冻干→分拣包装。取山药去皮清洗，修去斑疤，用清水漂洗干净，沥干水分，斜切成厚度为3 mm的片，把山药片浸入含0.3%维生素C、0.5%柠檬酸、0.6%氯化钠的护色液中浸泡2～3小时护色，将护色后的山药片放入沸水中，漂烫3～5分钟进行灭酶。把漂烫好的山药放入格盘内沥水，均匀摊开，快速冷却，放入速冻库，在-30℃以下进行速冻2～3小时，直至盘中心温度达-30℃，即得山药冻片。把速冻山药片均匀装入真空罐中，封闭罐口，进行冻干，开启微波源4～5小时，至物料内部水分降至5%以下，再经真空充氮，包装成品。

护色剂处理烘干法流程为 鲜山药→清洗去皮→切片→护色剂护色→离心→先微波干燥（1200 w，8分钟），后进行热风干燥（60℃，50%，5分钟）→分拣包装。

【炮制方法】

1.切制

取毛山药或光山药除去杂质，分开大小个，泡润至透，切厚片，干燥。

2.清炒

炒黄 取净毛山药片或光山药片置于锅内。文火炒至微黄略具焦斑，透出固有气味为度，取出晾凉。

炒焦 取净毛山药片或光山药片置热锅内，中文火炒至表面呈焦黄色，取出晾凉。

炒炭 取净毛山药片或光山药片用武火炒至表面焦褐色，断面焦黄色即可。

3．麸炒

将锅烧热，均匀撒入麦麸，待冒烟时投入已干燥的毛山药片或光山药片，拌炒至毛山药片或光山药片呈黄色略具香气取出，去麸皮，晾凉，即为麸炒山药。一般按每100 kg山药用麦麸10 kg炮制。在炒炙过程中要严格控制火候，倒入毛山药片或光山药片后立刻改用中火，应迅速翻动，10分钟后随时观察山药的表面颜色变化，因毛山药片或光山药片是粉性较强的饮片，不容易上色，一旦上色须立刻出锅，否则就会出现焦斑。

4．蜜麸炒

由于蜂蜜能增加光泽度，酒能去麸熏之气味，所以炮制前先将麸皮、蜂蜜、白酒拌匀置于锅内用中火炒至冒烟时，倒入毛山药片或光山药片不断翻动，炒至发黄为度，取出放凉，筛去麸皮即可。每10 kg毛山药片或光山药片用麸皮2 kg、生蜂蜜100 g、白酒50 ml。此法炮制的山药色泽鲜艳均匀，气味清香。

5．米炒

将米置于热锅内炒至冒烟时投入毛山药片或光山药片，共同拌炒至米呈焦黄色，饮片挂火色为度，取出筛去米，放凉。每100 kg毛山药片或光山药片用米30 kg。

6．土炒

方法1　取过筛的灶心土30 kg置热锅中炒至灵活状态，加入筛选一致的毛山药片或光山药片100 kg均匀翻炒，待毛山药片或光山药片由软向硬转化时取出，过筛去土，摊开放凉。

方法2　取净灶心土晒干，研成细粉，过筛；取净毛山药片或光山药片入清水中，稍浸湿即捞起，置片筛中滤干水，再倒入竹匾内，摊平，把灶心土细粉均匀覆盖其上，拌匀，使饮片两面挂土，再摊平晾干。晒干后文火炒至药材表面微黄色发出固有香气为度，取出，筛去灶心土细粉，摊开晾凉。每100 kg毛山药片或光山药片用土粉30 kg炮制。

7．膨化法炮制

现代炮制工艺采用膨化法炮制。研究表明，与药典炮制品相比，膨化山药中薯蓣皂苷元含量增加，水溶性浸出物含量增加2～8倍，浸出速率加快，冷浸1小时即可达到热浸效果。

【 质量标准 】

《中国药典》2015年版规定：

（1）性状

毛山药　本品略呈圆柱形，弯曲而稍扁，长15～30 cm，直径1.5～6 cm。表面黄白色或淡黄色，有纵沟、纵皱纹及须根痕，偶有浅棕色外皮残留。体重，质坚实，不易折断，断面白色，粉性。气微，味淡、微酸，嚼之发黏。

山药片　为不规则的厚片，皱缩不平，切面白色或黄白色，质坚脆，粉性。气微，味淡、微酸。

光山药　呈圆柱形，两端平齐，长9～18 cm，直径1.5～3 cm。表面光滑，白色或黄白色。

（2）水分　毛山药和光山药不得过16.0%，山药片不得过12.0%。

（3）总灰分　毛山药和光山药不得过4.0%，山药片不得过5.0%。

（4）二氧化硫残留量　毛山药和光山药不得过400 mg/kg，山药片不得过10 mg/kg。

（5）水溶性浸出物　毛山药和光山药均不得少于7.0%，山药片不得少于10.0%。

（6）规格等级

光山药规格标准：

一等　干货。呈圆柱形，条均挺直，光滑圆润，两头平齐。内外均匀为白色。质坚实，粉性足。味淡。长15 cm以上，直径2.3 cm以上。无裂痕、空心、炸头、杂质、虫蛀、霉变。

二等　干货。呈圆柱形，条均挺直，光滑圆润，两头平齐。内外均匀为白色。质坚实，粉性足。味淡。长13 cm以上，直径1.7 cm以上。无裂痕、空心、炸头、杂质、虫蛀、霉变。

三等　干货。呈圆柱形。条均挺直，光滑圆润，两头平齐。内外均为白色。质坚实，粉性足。味淡。长10 cm以上，直径1 cm以上。无裂痕、空心、炸头、杂质、虫蛀、霉变。

四等　干货。呈圆柱形，条均挺直，光滑圆润，两头平齐。内外均为白色。质坚实，粉性足。味淡。直径0.8 cm以上，长短不分，间有碎块。无杂质、虫蛀、霉变。

毛山药规格标准：

一等　干货。呈长条形，弯曲稍扁，有顺皱纹或周沟，去净外皮。内外均为白色或黄白色，有粉性。味淡。长15 cm以上，中部围粗10 cm以上。无破裂、空心、黄筋、杂质、虫蛀、霉变。

二等　干货。呈长条形，弯曲稍扁，有顺皱纹或抽沟，去净外皮。内外均为白色或黄白色，有粉性。味淡。长10 cm以上，中部围粗6 cm以上。无破裂、空心、黄筋、杂质、虫蛀、霉变。

三等　干货。呈长条形，弯曲稍扁，有顺皱纹或抽沟，去净外皮。内外均为白色或黄白色，有粉性。味淡。长10 cm以上，中部围粗3 cm以上。间有碎块。无杂质、虫蛀、霉变。

<table>
<tr><td rowspan="3">备注</td><td>1. 山药的规格，是指长条形家种山药加工的，不包括野生山药或家种山药的加工品。</td></tr>
<tr><td>2. 光山药与毛山药的疗效相同，为节省劳力和费用，国内销售目前以毛山药为主。</td></tr>
<tr><td>3. 毛山药长条形稍扁、两头粗细不一，故按中部围粗划分等级。光山药加工搓圆品，条干粗细均匀，故仍按直径大小分等。</td></tr>
</table>

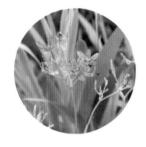

射干

Belamcanda chinensis

　　本品为鸢尾科植物射干 [*Belamcanda chinensis*（L.）DC.] 的干燥根茎，味苦、性寒，归肺经，具有清热解毒、消痰、利咽的功效，用于热毒痰火郁结、咽喉肿痛、痰涎壅盛、咳嗽气喘，为治疗喉痹咽痛之要药，现临床用于治疗呼吸系统疾患，如上呼吸道感染、急慢性咽炎、慢性鼻窦炎、支气管炎、哮喘、肺气肿、肺源性心脏病并见咽喉肿痛和痰盛咳喘者。现代研究，还发现射干可用于美发、护肤等产品，对常见的致病性皮肤癣有抑制作用。射干不仅是中医传统用药，也是韩国、日本传统医学的常用药，近年来国内外，尤其是在日本对其化学成分、药理及开发利用进行了大量深入研究，并以射干提取物为主要原料开发了多种药品。射干中主要含有黄酮类化合物，此外还有醌类、酚类、二环三萜类、甾类化合物及其他一些微量成分，主产于河北、河南、湖北、江苏等省，广布于全国各省区。

【采　收】

　　以种子繁殖栽培的需3～4年才可收获，根茎繁殖的需2～3年收获。一般在春秋采收，春季在地上部分未萌发前；秋季在地上部分枯萎后，选择晴天采用振筛式药材挖掘机挖取地下根茎，除去须根及茎叶，抖去泥土，运回加工。

【加　工】

将除去茎叶、须根和泥土的新鲜根茎晒干或晒至半干时，放入铁丝筛中，用微火烤，边烤边翻，直至毛须烧净为止，再晒干即可。晒干或晒至半干时，也可直接用火燎去毛须，然后再晒，但火燎时速度要快、时间要短，防止根茎被烧焦。

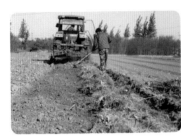 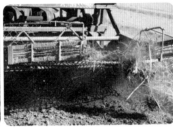 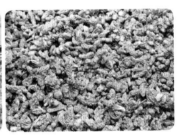

图5-67　射干采收　　　　　　　　　图5-68　加工后的射干

【炮制方法】

切制　除去杂质，洗净，润透，切薄片，干燥。

【质量标准】

《中国药典》2015年版规定：

（1）性状　本品呈不规则结节状，长3~10 cm，直径1~2 cm。表面黄褐色、棕褐色或黑褐色，皱缩，有较密的环纹。上面有数个圆盘状凹陷的茎痕，偶有茎基残存；下面有残留细根及根痕。质硬，断面黄色，颗粒性。气微，味苦、微辛。

（2）水分　不得过10.0%。

（3）总灰分　不得过7.0%。

（4）浸出物　不得少于18.0%。

（5）含量测定　按干燥品计算，含次野鸢尾黄素（$C_{20}H_{18}O_8$）不得少于0.10%。

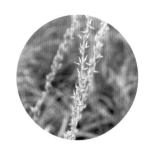

知母

Anemarrhena asphodeloides

本品为百合科多年生草本植物知母（*Anemarrhena asphodeloides* Bge.）的干燥根茎，味苦、甘，性寒，归肺、胃、肾经，具有清热泻火、生津润燥的功效，主要用于外感热病、高热烦渴、肺热燥咳、骨蒸潮热、内热消渴、肠燥便秘等症。知母中富含皂苷类、黄酮类、木质素类等诸多成分，且具有很好的药理活性。知母主要分布于我国的黑龙江西南部、吉林西部、辽宁西南部、内蒙古东部及南部、河北、河南黄河以北地区、山西、陕西北部、甘肃东部、山东胶东半岛等地区。河北易县、涞源一带产者品质为全国之首，药材习称"西陵知母"。

【采　收】

用种子繁殖的需生长3～4年收获，用根茎分根繁殖的需生长2年收获，采收时期宜在秋后植株枯萎后至来年春季发芽前进行。秋冬采收不宜过早，应在土壤封冻前采挖即可。知母最适宜采收期在春季，春季土壤层解冻即可采挖。采挖时，先在栽培田垄的一端挖出一条深沟，然后顺垄小心挖出全根，抖掉泥土，切勿挖断根茎。

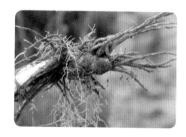

图5-69　知母根茎

【加　工】

知母的产地加工分毛知母和知母肉两种加工方法。

1. 毛知母

将采挖的知母根茎，去掉地上的芦头和地下的须根，晒干或烘干。然后，先在锅内放入细沙，将根茎投入锅内，用文火炒热，炒时不断翻动，炒至能用手

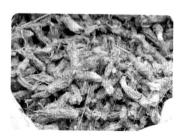

图5-70　毛知母

搓擦，去除须毛时，再将根茎筛出，放在竹匾上趁热搓去须毛，但需保留黄绒毛，晒干即成毛知母。

2. 知母肉

将挖出的根茎先去掉芦头及地下须根，趁鲜用小刀刮去带黄绒毛的表皮，晒干即是知母肉。知母一般亩产干货300～400 kg，折干率25%～30%。

〖炮制方法〗

1. 盐炙法

取知母片，置热锅内，用文火炒至微变色时，喷淋盐水，炒干，取出，晾凉。本品为不规则类圆形薄片。表面淡黄色，偶有焦斑。气微，味微咸、略苦，嚼之带黏性。

2. 酒炙法

取知母片，放入容器内，用酒拌匀，焖1～2小时，待酒吸尽，置热锅内，不断翻动，用文火炒至微黄色，取出，放凉。本品形如知母片，色泽加深，有香气。

〖质量标准〗

《中国药典》2015年版规定：

（1）性状　本品呈长条状，微弯曲，略扁，偶有分枝，长3～15 cm，直径0.8～1.5 cm，一端有浅黄色的茎叶残痕。表面黄棕色至棕色，上面有一凹沟，具紧密排列的环状节，节上密生黄棕色的残存叶基，由两侧向根茎上方生长；下面隆起而略皱缩，并有凹陷或突起的点状根痕。质硬，易折断，断面黄白色。气微，味微甜、略苦，嚼之带黏性。

（2）水分　不得过12.0%。

（3）总灰分　不得过9.0%。

（4）酸不溶性灰分　不得过4.0%。

（5）含量测定　按干燥品计算，含芒果苷（$C_{19}H_{18}O_{11}$）不得少于0.70%。含知母皂苷BⅡ（$C_{45}H_{76}O_{19}$）不得少于3.0%。

（6）规格等级

①毛知母　统货。干货。呈扁圆形，略弯曲，偶有分枝；体表上面有一凹沟具环状节。节上密生黄棕色或棕色毛；下面有须根痕；一端有浅黄色叶痕（俗称金包头）。质坚实而柔润。断面黄白色。略显颗粒状。气特异，味微甘略苦。长6 cm以上。无杂质、虫蛀、霉变。

②知母肉　统货。干货。呈扁圆条形，去净外皮。表面黄白色或棕黄色。质坚。断面淡黄色，颗粒状。气特异。味微甘略苦。长短不分，扁宽0.5 cm以上。无烂头、杂质、虫蛀、霉变。

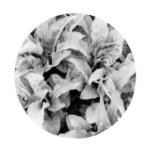

本品为菊科植物紫菀（*Aster tataricus* L.f.）的干燥根及根茎。性温，味辛、苦，归肺经。具有润肺下气、消痰止咳的功效，用于痰多喘咳、新久咳嗽、劳嗽咯血等症。紫菀主要成分有三萜、植物甾醇、皂苷、肽、黄酮和酚等类型化合物。紫菀在全国各地均有种植，主产于河北、安徽、河南、黑龙江和江西等省。河北安国产的"祁紫菀"根粗且长，质柔韧，质地纯正，药效良好，是著名的八大祁药之一。

紫菀 *Aster tataricus*

【采　收】

紫菀药材（须根）和种苗（根状茎）同时进行收获，在种植当年的10月底至11月初或第二年3月中下旬起挖。收获时除去地上部枯萎茎叶，将根系刨出，挑选靠近地面、粗壮

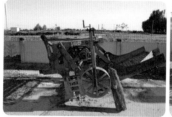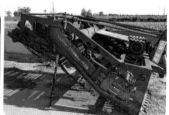

图5-71　紫菀采收机械

节密、紫红色、具有休眠芽的根状茎，切去下端幼嫩部分及芦头后作为种苗；秋栽应随挖随栽，春栽需将根茎置于湿沙层中进行窖藏。

【加　工】

须根除去泥土后晒至半干，编成辫状晒干或直接晒干。

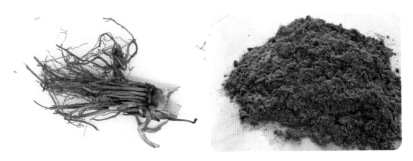

图5-72 紫菀根及根茎　　　　　　图5-73 加工后的紫菀

【炮制方法】

1.切制

取原药材，除去杂质，洗净，稍润，切厚片或段，干燥。

2.蜜炙

取熟蜜，加适量开水稀释后，加入紫菀片中拌匀，闷润至透，至炒制容器内，用文火加热，炒至棕褐色、不粘手时，取出晾凉。每100 kg紫菀片或段，用熟蜜25 kg。本品表面棕褐色或紫棕色，略有黏性，有蜜香气，味甜。

【质量标准】

《中国药典》2015年版规定：

（1）性状　本品根茎呈不规则块状，大小不一，顶端有茎、叶的残基；质稍硬。根茎基部簇生多数细根，长3～15 cm，直径0.1～0.3 cm，多编成辫状；表面紫红色或灰红色，有纵皱纹；质较柔韧。气微香，味甜、微苦。

（2）水分　不得过15.0%。

（3）总灰分　不得过15.0%。

（4）酸不溶性灰分　不得超过8.0%。

（5）水溶性浸出物　不得少于45.0%。

（6）含量测定　按干燥品计算，含紫菀酮（$C_{30}H_{50}O$）不得少于0.15%。蜜紫菀饮片水分不得过16.0%，紫菀酮不得少于0.10%。

（7）规格等级

统货　干货。呈马尾形，根茎顶端有茎、叶的残基，呈不规则的疙瘩头状；簇生多数细根，松散弯曲或编成辫状。表面紫红色或灰棕色。质较柔韧。断面灰白色。气微香，味甜微苦。大小不一。无苗芦、杂质、虫蛀、霉变。

第六章

果实及种子类

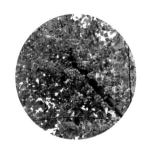

白果
Ginkgo biloba

本品为银杏科植物银杏（*Ginkgo biloba* L.）的干燥成熟种子。味甘、苦、涩，性平；有毒。归肺、肾经。具有敛肺定喘、止带缩尿之功，用于治疗痰多喘咳、带下白浊、遗尿尿频等疾病。白果内含有丰富的营养成分和特异的化学物质，主要包括淀粉、蛋白质、酚类、白果酸、黄酮类、萜类、生物碱、多糖类、氨基酸、微量元素等，还含有氢化白果酸、银杏内酯等成分，现代药理研究表明其具有镇咳、平喘、抗菌、抗疲劳等作用，还可用于治疗肺结核、气管炎、妇科病、高血压等病症。银杏是世界上著名的孑遗植物，早在3.45亿年前银杏已出现在地球上，曾与其他裸子植物组成了浩瀚的森林，唯有我国受第四纪冰川影响相对较轻，银杏得以幸存于中国大陆，成为银杏类植物唯一生存的后裔，属国家二级保护的稀有植物。目前，我国除新疆、西藏少数地区外，其他地区都有野生或栽种，并有十多个银杏种植基地。其中河北安国、山东郯城等地均有种植。

【采 收】

9月中下旬，白果外种皮由青转为青（橙）褐色，且表面覆生一层"白粉"，用手按捏有松软感，并有少量成熟果实自然脱落，此时白果中种皮已骨质化，果肉饱满充实，质量好，为采收的最佳时期。采收方法：对矮化密植的银杏园直接手工采集；小面积银杏园，一般用竹竿打落或在竹竿上绑扎铁钩钩枝摇落，振打时注意使用力度，尽量避免伤及枝叶；大面积银杏园，多采取化学辅助方法进行人工采收，于采收前8～10天，用高压喷雾器向树冠喷洒1%乙烯利溶液，进行果实集中催熟，这样银杏果落地时间较一致，采收时省工省力，效果好、效率高。

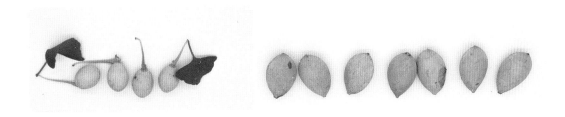

图6-1　白果　　　　　　　　　　图6-2　去除果肉后的白果

【加　工】

采收后的银杏果要及时进行脱皮、漂洗、漂白和晾晒。

1．脱皮

目前，常用的脱外种皮的方法有：堆放脱皮、密封脱皮与机械脱皮三种。

（1）堆放脱皮　将采收的银杏果堆放在阳光照射不到的阴湿处，堆成厚30～40 cm的果堆，上面覆盖潮湿作物秸秆等，以加快银杏外种皮的脱落。待2～3天后，采用手搓擦（戴上乳胶手套，以免白果酸刺激皮肤）；或放入竹筐中用木棍捣烂的方法，促使外种皮脱落。

（2）密封脱皮　在平摊后的果堆上覆盖塑料膜，四周用砖块压实密封。若场地条件有限，也可放在大塑料袋里，将塑料袋口扎紧后放在阳光照射不到的地方。待银杏果外种皮自行腐烂后，平铺在地面上，穿上胶鞋进行反复踩搓，果皮里面的白果不仅可保存完好，且利于银杏果的脱皮与漂白。

（3）机械脱皮　用银杏果脱皮机进行机械脱皮。

2．漂洗

将脱去肉质外种皮的白果装入竹篮或筛子内，然后放在清水中进行漂洗；若仍不干净，可混入细沙反复摩擦直至全部外种皮漂洗干净、核皮光亮洁白为止。

3．晾晒

漂洗后的白果须立即放在通风良好的地方进行晾干，每天翻动1次，直至摇晃时能听见果仁晃动的声音再将白果收集起来。切忌将白果放在阳光下曝晒，因曝晒的白果多存在外干内湿的问题，种仁后期仓储容易发霉。播种用白果含水量不超过20%。

【炮制方法】

1．净制

取原药材，除去杂质，去壳取仁。用时捣碎。

2．清炒

取净白果仁，置炒制容器内，用文火加热，炒至深黄色，有香气溢出，即可取出放凉；用时捣碎。

【质量标准】

《中国药典》2015年版规定：

性状　本品略呈椭圆形，一端稍尖，另端钝，长1.5～2.5 cm，宽1～2 cm，厚约1 cm。表面黄白色或淡棕黄色，平滑，具2～3条棱线。中种皮（壳）骨质，坚硬。内种皮膜质，种仁宽卵球形或椭圆形，一端淡棕色，另一端金黄色，横断面外层黄色，胶质样，内层淡黄色或淡绿色，粉性，中间有空隙。气微，味甘、微苦。

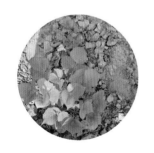

赤小豆
Vigna umbellata

本品为豆科植物赤小豆（*Vigna umbellata* Ohwi et Ohash）或赤豆（*Vigna angularis* Ohwi et Ohashi）的干燥成熟种子。赤小豆味甘酸、性平、无毒，具有利水消肿、解毒排脓的功效，常用于水肿胀满、脚气浮肿、黄疸尿赤、风湿热痹、痈肿疮疡、肠痈腹痛等症。现代研究发现，其治疗急性肾炎、肝硬化腹水、水痘、腮腺炎、炎性外痔、皮肤病等疾病效果良好，同时还有抗氧化和雌激素样等多种作用。我国的赤小豆主要分布于华北、东北和长江中下游地区，品种资源丰富，加工品质好。

【采　收】

赤小豆的采收以霜前为宜，否则一经霜冻，不能正常归圆，影响质量和产量，一般在9月中旬至下旬收获。秋季果实成熟而未开裂时拔取全株，晒干，打下种子，除去杂质，再晒干。根据品种特性适时采收，一般以田间2/3以上豆荚成熟为适宜采收期，收获过早色泽差，小粒多，粒形不

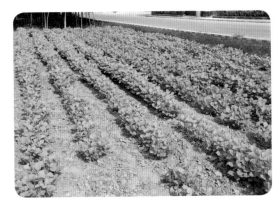

图6-3　赤小豆药田

齐，收获过晚，易造成荚果开裂落粒，豆粒光泽减退，异色粒增加，品质降低。小面积栽培时，可分期采收。

赤小豆质地脆，机械脱粒子粒破碎率往往较高。而且破碎的绝大多数是成熟好的大粒，降低了产量和商品价值，因此，机器的选择与改装尤为重要。一是将打稻机装上行走轮，用小四轮拖拉机牵引在田间行走脱粒；二是1075型联合收割机装上带式拾禾器，调整滚筒转速为280～300 r/min，滚筒间隙滑至最大，进行拾禾作业，也可将拾禾器卸掉，选用人工装入割台，保证赤小豆的破碎率在3%以下。此外，收获回来的赤小豆要及时进行精选，以免因水分过大影响质量。

【加　工】

将赤小豆中的杂质、尘土、虫蛀豆和霉变豆去除。

【炮制方法】

切制　除去杂质，筛去灰屑。

【质量标准】

《中国药典》2015年版规定：

（1）性状

赤小豆　呈长圆形而稍扁，长5～8 mm，直径3～5 mm。表面紫红色，无光泽或微有光泽；一侧有线形突起的种脐，偏向一端，白色，约为全长2/3，中间凹陷成纵沟；

另侧有1条不明显的棱脊。质硬，不易破碎。子叶2，乳白色。气微，味微甘。

　　赤豆　呈短圆柱形，两端较平截或钝圆，直径4~6 mm。表面暗棕红色，有光泽，种脐不突起。

　　（2）水分　不得过14.0%。

　　（3）总灰分　不得过5.0%。

　　（4）醇溶性浸出物　不得少于7.0%。

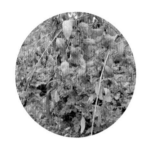

枸杞子
Lycium barbarum

　　本品为茄科植物宁夏枸杞（*Lycium barbarum* L.）的干燥成熟果实。味甘，性平。归肝、肾经，滋补肝肾，益精明目，用于虚劳精亏、腰膝酸痛、眩晕耳鸣、阳痿遗精、内热消渴、血虚萎黄、目昏不明。河北省巨鹿县枸杞种植历史悠久。在20世纪70年代，巨鹿种植的"血杞一号"果小，产量低；80年代后引种了"中华枸杞"，果大质优产量高。目前巨鹿县枸杞种植面积已达5万亩以上。

【采　收】

　　枸杞一年采收两次。春果6月中下旬开始采摘，一般每4~6天采一次；秋果9月中旬开始，直至10月上旬，每7~10天采一次。当果实变成红色或橙红色，果肉稍软，果蒂疏松时，立即采摘，先摘外围上部，后摘内膛和下部。采摘时注意轻采、轻放，果筐一次盛果不超过10 kg。

　　现有气吸振动式枸杞果实采收机，其具有结构紧凑、运输转移灵活、操作简单、效率高、重量轻、成本低等特点。

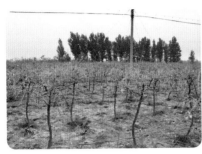
图6-4　枸杞

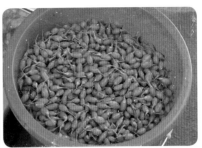
图6-5　枸杞采收

【加　工】

枸杞果实表层具有蜡质，初加工分脱蜡、制干和除杂三个步骤。

1．脱蜡

将采回的鲜果放入冷浸液中浸1分钟，捞出、控干，倒在制干用的果盘上。

2．制干

（1）晒干　将经过脱蜡处理的鲜果脯放在果盘上，厚度不超过2 cm，盘装好后先在阴凉通风干燥处放半天至一天，等果实失水收缩起皱纹后，再经阳光下晾晒，白天晾晒，晚间遮盖防雨，3～5天即可晒干。果实未晒干变硬前不要翻动，可用棍从盘底轻轻敲打，使果粒松开。脱水至含水率13.0%以下。

（2）烘干　将经过脱蜡处理的鲜果脯放在果盘上，推入烘干房烘干，首先在40～45℃条件下烘烤24～36小时，使果皮略微皱缩；然后在45～50℃条件下烘36～48小时，至果实全部收缩起皱；最后在50～55℃烘24小时即可干透，脱水至含水率13.0%以下。

3．除杂

制干后的果实及时脱去果柄、果叶及杂质，装入密封、防潮的包装袋内。

【炮制方法】

1．净制

将生枸杞子原药用小眼筛，筛去灰尘，并拣去蒂和细梗，晒干即得。

2．炒黄

将净制后的枸杞子投入锅内，用文火炒至黄色稍有焦点为度。

3．酒炙

枸杞子酒制始载于元代，《本草述钩元》中说明了酒蒸枸杞子的原因："恐其太寒，以酒蒸用。"历代关于枸杞子酒制品的运用比较广泛，但是以酒为辅料炮制，现代已较少应用。《中国药典》2015 年版中收录的七宝美髯颗粒，其处方中含有酒蒸枸杞子，以助其滋补肝肾之功效。酒蒸枸杞子炮制规范仅见于《福建省中药炮制规范》中："取净枸杞子，以5%黄酒拌匀，吸干，照蒸法蒸至呈深褐色，取出晾干。"

【质量标准】

《中国药典》2015年版规定：

（1）性状　本品呈类纺锤形或椭圆形，长6～20 mm，直径3～10 mm。表面红色或暗红色，顶端有小突起状的花柱痕，基部有白色的果梗痕。果皮柔韧，皱缩；果肉肉质，柔润。种子20～50粒，类肾形，扁而翘，长1.5～1.9 mm，宽1～1.7 mm，表面浅黄色或棕黄色。气微，味甜。

（2）水分　不得过13.0%。

（3）总灰分　不得过5.0%。

（4）含量测定　按干燥品计算，含枸杞多糖以葡萄糖（$C_6H_{12}O_6$）计，不得少于1.8%，含甜菜碱（$C_5H_{11}NO_2$）不得少于0.30%。

（5）规格等级

一等　干货。呈椭圆形或长卵形。果皮鲜红、紫红或红色，糖质多。质柔软滋润。味甜。每50克370粒以内。无油果、杂质、虫蛀、霉变。

二等　干货。呈椭圆形或长卵形。果皮鲜红或紫红色，糖质多。质柔软滋润。味甜。每50克580粒以内。无油果、杂质、虫蛀、霉变。

三等　干货。呈椭圆形或长卵形。果皮红褐或淡红色，糖质较少。质柔软滋润。味甜。每50克900粒以内。无油果、杂质、虫蛀、霉变。

四等　干货。呈椭圆形或长卵形。果皮红褐或淡红色，糖质少。味甜。每50克1100粒以内。油果不超过15%。无杂质、虫蛀、霉变。

五等　干货。呈椭圆形或长卵形。色泽深浅不一，糖质少，味甜。每50克1100粒以外，破子、油果不超过30%。无杂质、虫蛀、霉变。

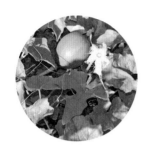

瓜蒌

Trichosanthes kirilowi

栝楼（*Trichosanthes kirilowi* Maxim.）为葫芦科属多年生攀缘草本植物，其果实和根均可入药，药材名分别为瓜蒌和天花粉。瓜蒌味甘、微苦，性寒，归肺、胃、大肠经，具有清热涤痰、宽胸散结、润燥滑肠之功效，用于肺热咳嗽、痰浊黄稠、胸痹心痛、结胸痞满、乳痈、肺痈、肠痈、大便秘结等症。天花粉味甘、微苦，性微寒，归肺、胃经，具有清热泻火、生津止渴、排脓消肿等功效，常用于热病口渴、消渴、黄疸、肺燥咯血、痈肿等症，对于糖尿病，常与滋阴药配合使用。

瓜蒌、天花粉为常用大宗中药材之一，药用和栽培历史悠久，国内外久负盛名，在我国大部分地区均有栽培，主产区有山东、河南、河北、安徽、江苏、湖北、四川、广西和贵州等省区。山东泰安市肥城区、济南市长清区为瓜蒌道地产区，河南安阳、河北安国为天花粉道地产区，瓜蒌、瓜蒌皮、瓜蒌仁、瓜蒌根（天花粉）均可入药。

【采 收】

1. 瓜蒌

果实于9～11月成熟，当果皮表面开始有白粉、蜡被较明显，并稍变为淡黄色时表示果实成熟，便可分批采摘。采摘过早，果实不成熟，糖分少，质量差，种子亦不成熟；如果过晚，水分大，难干燥，果皮变薄，产量减少。

2. 天花粉

一般栽种后4～5年采挖，若肥力充足、管理得当，2年亦可收获。生长年限过长，粉质减少，质量降低。一般于霜降入冬后或于早春3～4月根苗未出土时，挖其块根；春秋季均可采挖，以秋季霜降前后为佳。

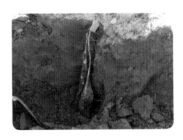

图6-6 人工采挖天花粉

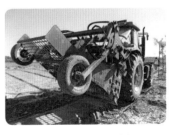

图6-7 天花粉采收机器

【加　工】

1. 瓜蒌

将果实带30 cm左右茎蔓割下来，均匀编成辫子，不要让两个果实靠在一起，以防霉烂。编好的辫子将瓜蒌蒂向下倒挂于室内阴凉干燥通风处，阴凉十余天至半干，发现底部瓜皮产生皱缩时，再将瓜蒌朝上并用原藤蔓吊起阴干即成。这样干燥可使瓜蒌不会发霉或腐烂，切开时瓜瓤柔软呈新鲜状态。不可在烈日下曝晒，日光晒干的色泽深暗，晾干的色鲜红。如果采摘适时，晾干得当，有两个多月可干。若需瓜蒌皮、瓜蒌仁，可在果柄处呈"十"字形剪开，掏出瓜瓤，外皮干后即可作中药瓜蒌皮。把瓤在水中冲出种子，晒干即为瓜蒌仁。全瓜蒌的加工，将吊挂干燥的瓜蒌抢水洗一遍（防止外果皮在后边加工中磕碎，同时使瓜蒌进一步洁净）。将洗好的瓜蒌码放在大的蒸笼内，锅底加适量的水，盖上笼盖，武火加热至大气出，像蒸馒头一样，30～40分钟后停火。开盖晾凉，然后用特制机械将其压扁压实，使瓜蒌皮和内瓤紧密地黏在一块，于切药机上切成一致的瓜蒌条，将切好的瓜蒌条晾晒至干。

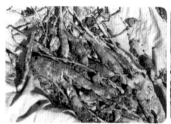
图6-8　采挖出的天花粉

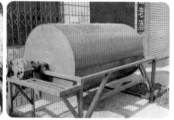
图6-9　天花粉去皮机

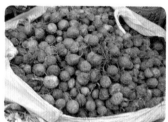
图6-10　加工后的瓜蒌

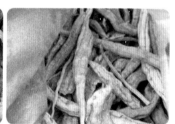
图6-11　加工后的天花粉

2. 天花粉

采挖当天趁鲜顺刷天花粉，连刷带洗快速去掉外皮，呈白色；再去净芦头，块大者切成3～4节或先纵剖再切块，直接晒干或烘干。晾晒时要防止雨、霜、雪的浸湿，否则易变色。雌株需待瓜蒌收获后挖取。挖时沿根的方向深刨细挖，避免挖烂，尽量保持块根完整，除留作种秧外其余全部洗净泥土，趁鲜刮去粗皮并修除芦头毛须，切成8～15 cm长的短节，直径8 cm以上粗的根段放入清水中浸泡2～3天，每天进行2次翻擦捞洗，待把表面黏胶质去除后，便可捞出晾晒或烘至足干，即为纯正优质天花粉。

【 炮制方法 】

瓜蒌

1. 切制

取原药材，除去杂质及果柄，洗净，压扁，切丝或块，干燥。

2. 蜜炙

取熟蜜，加适量开水稀释，淋入净瓜蒌丝或块中拌匀，闷润，置炒制容器内，用文火加热，炒至不粘手为度，取出晾凉。每100 kg瓜蒌丝或块，用熟蜜15 kg。

【 质量标准 】

《中国药典》2015年版规定：

1. 瓜蒌

（1）性状　本品呈不规则的丝或块状。外表面橙红色或橙黄色，皱缩或较光滑；内表面黄白色，有红黄色丝络，果瓤橙黄色，与多数种子粘结成团。具焦糠气，味微酸、甜。

（2）水分　不得过16.0%。

（3）总灰分　不得过70%

（4）水溶性浸出物　不得少于31.0%。

2. 天花粉

（1）性状　本品呈类圆形、半圆形或不规则形的厚片。外表皮黄白色或淡棕黄色。切面可见黄色木质部小孔，略呈放射状排列。气微，味微苦。

（2）水分　不得过15.0%。

（3）总灰分　不得过5.0%

（4）水溶性浸出物　不得少于15.0%。

（5）二氧化硫残留量　不得过400 mg/kg。

（6）规格等级

一等　干货。呈类圆柱形、纺锤形或纵切两瓣。长15 cm以上，中部直径3.5 cm以上。刮去外皮，外形均匀，表面白色或黄白色，光洁，质坚实，体重。断面白色，粉性足，味淡微苦，无黄筋、粗皮、抽沟；无糠心、杂质、虫蛀、霉变。

二等　干货。呈类圆柱形、纺锤形或纵切两瓣，长15 cm以上，中部直径2.5 cm以上。刮去外皮，外形均匀，表面白色或黄白色，光洁，质坚实、体重，断面白色，粉性足，味淡微苦。无黄筋、粗皮、抽沟；无糠心、杂质、虫蛀、霉变。

三等　干货。呈类圆柱形、纺锤形或纵切成两瓣或扭曲不直。去净外皮及须根，表面粉白色，淡黄白色或灰白色，有纵皱纹，断面灰白色有粉性，少有筋脉，气弱味微苦，中部直径不小1 cm。无糠心、杂质、虫蛀、霉变。

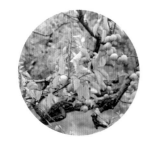

苦杏仁
Prunus armeniaca

本品为蔷薇科植物山杏（*Prunus armeniaca* L.var. ansu Maxim.）、西伯利亚杏（*Prunus sibirica* L.）、东北杏〔*Prunus mandshurica*（Maxim.）Koehne〕或杏（*Prunus armeniaca* L.）的干燥成熟种子。味苦，性微温；有小毒。归肺、大肠经。具有降气、止咳平喘、润肠通便之功。用于咳嗽气喘、胸满痰多、肠燥便秘等症。苦杏仁的主要化学成分有苦杏仁苷、脂肪油、苦杏仁酶、苦杏仁苷酶、樱叶酶、多种维生素及矿物质元素等，国外一些研究表明苦杏仁中含有黄酮等多酚类成分。主要有镇咳平喘、抗炎镇痛、抗氧化、抗肿瘤、抑制胃蛋白酶活性、降血脂、抗动脉粥样硬化、抗肾间质纤维化、免疫抑制以及免疫调节的作用。苦杏仁主要产于我国北方各地，以内蒙古、吉林、辽宁、河北产量最大。

【采　收】

一般在果实完全成熟，果皮完全褪绿，种子达到一定硬度，并呈固有颜色时采收，此时种子完全成熟，有效成分含量最高，产量和折干率也最高，质量较佳。采收方法：多为人工采收，摘取西伯利亚杏成熟果实至编织袋内，人工扛运下山。但相对于其他药材，西伯利亚杏采摘过程困难。西伯利亚杏主要生长于400～2000 m的干燥山坡、丘陵草原的灌木林或杂木林中。由于农村劳动力的转移，导致山区留守的几乎都是老人儿童，山路崎岖，因此其采摘积极性不高。

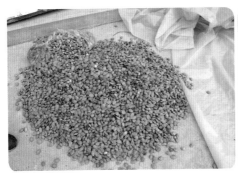

图6-12 杏核（除去果肉）

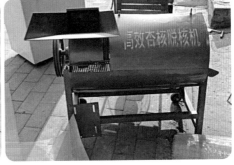

图6-13 杏仁脱核机

【加　工】

1. 脱果肉

（1）采收成熟果实，在袋中闷2～3天，闷的时间长短主要与采收果实的成熟度有关；成熟度越高，闷的时间越短。闷的过程中温度变高，加速果实熟化，果肉变绵软，利于脱肉。

（2）西伯利亚杏脱果肉主要采用脱肉机进行机械脱肉，果实在转动磨盘与硬钢丝刷之间互相揉搓，使果肉与果核分离。

2. 果核干燥

晾晒应选晴天，果核摊放厚度以不超过两层为宜，将脱出的果核平摊晾晒2～3天即可。这样操作可使核壳和种仁的多余水分蒸发掉；若干燥不完全，种仁易生霉菌。以手摇果核内有响声为度。

3. 脱核壳

破壳是苦杏仁加工中十分重要的工序。果核由于形状大小和果壳厚度有差异，破壳前要对其进行分级，主要是按大小分级。破壳后的物料进入一个双道流清选机，完整干燥的种仁在第一道工序被选出，其他废弃物料进入第二道工序，果壳被清除。

【炮制方法】

1. 净制

取原药材，筛去皮屑杂质，拣净残留的核壳及褐色油粒。用时捣碎。

2. 焯法

取净苦杏仁置10倍量沸水中，加热约5分钟，至种皮微膨起即可捞出，用凉水浸泡，取出，搓开种皮与种仁，干燥，筛去种皮。用时捣碎。

3. 清炒

取燀苦杏仁，置于锅内用文火炒至微黄色，略带焦斑，有香气，取出放凉。用时捣碎。

【质量标准】

《中国药典》2015年版规定：

（1）性状　本品呈扁心形，长1～1.9 cm，宽0.8～1.5 cm，厚0.5～0.8 cm。表面黄棕色至深棕色，一端尖，另端钝圆，肥厚，左右不对称，尖端一侧有短线形种脐，圆端合点处向上具多数深棕色的脉纹。种皮薄，子叶2，乳白色，富油性。气微，味苦。

（2）过氧化值　不得过0.11%。

（3）含量测定　本品含苦杏仁苷（$C_{20}H_{27}NO_{11}$）不得少于3.0%。

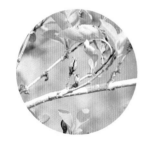

连翘

Forsythia suspensa

本品为木犀科植物连翘［*Forsythia suspensa*（Thunb.）Vahl］的干燥果实。其味苦，微寒，归肺、心、小肠经。具有清热解毒、消肿散结、疏散风热等功效。用于痈疽，瘰疬，乳痈，丹毒，风热感冒，温病初起，温热入营，高热烦渴，神昏发斑，热淋涩痛等症。连翘的主要化学成分有苯乙醇苷类、木脂素及其苷类、五环三萜类挥发油及微量元素等。连翘叶对高血压、痢疾、咽喉痛等有很好的治疗效果。

目前连翘在山西、陕西、河南、山东、河北、安徽西部、湖北、四川等地均有野生分布，以河北、山西、陕西、河南产量最多。

【采　收】

青翘在果皮呈青色尚未老熟时采摘；老翘在果实熟透变黄，果壳开裂或将要开裂时采摘。研究表明：野生老树开花、坐果、果实成熟均早于人工栽培小树，因此，生产上优先采收连翘果实；连翘果实7月底千果重达到峰值，7月底至9月底千果重和连翘苷含量变化趋于稳定，连翘苷含量均能达到药典标准，考虑到连翘大规模生产时采摘周期较长，所以7月底至9月底是青翘的最佳采收期；9月底之后，青翘逐渐成熟成为老翘，此时果实的千果重和连翘苷含量都趋于稳定，所以老翘应在青翘转入老翘初期及时采收。

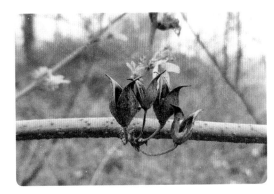

图6-14　连翘果实

【加　工】

1. 青翘

将采收的青色果实，用蒸笼蒸15分钟后，取出晒干即成。采用蒸制的青翘，连翘果中的活性酶被钝化，制止了多酚类化合物的酶促氧化，避免了连翘芯发霉腐烂，通过蒸制后的晾晒处理，以及蒸制时间的控制，可以稳定的保证青翘的品质。

2. 老翘

将采摘熟透的黄色果实，晒干或烘干即成。

3. 连翘芯

将老果壳内种子筛出，晒干即为连翘芯。

【炮制方法】

1. 净制

取原药材，除去杂质及果柄，抢水洗净，晒干。筛去脱落的芯及灰屑。

2. 朱砂制

取净连翘，用清水喷湿，置容器内搅拌均匀，将朱砂粉撒匀稍拌取出晾干。连翘每100 kg用朱砂粉2 kg。

3. 炒炭

取净连翘置锅内，用武火加热炒至七八成黑，取出晾凉。

【质量标准】

《中国药典》2015年版规定：

（1）性状　本品呈长卵形至卵形，稍扁，长1.5～2.5 cm，直径0.5～1.3 cm。表面有不规则的纵皱纹和多数突起的小斑点，两面各有1条明显的纵沟。顶端锐尖，基部有小果梗或已脱落。青翘多不开裂，表面绿褐色，突起的灰白色小斑点较少；质硬；种子多数，黄绿色，细长，一侧有翅。老翘自顶端开裂或裂成两瓣，表面黄棕色或红棕色，内表面多为浅黄棕色，平滑，具一纵隔；质脆；种子棕色，多已脱落。气微香，味苦。

（2）杂质　青翘不得过3%；老翘不得过9%。

（3）水分　不得过10.0%。

（4）总灰分　不得过4.0%。

（5）浸出物　青翘不得少于30.0%、老翘不得少于16.0%。

（6）含量测定　按干燥品计算，含连翘苷（$C_{27}H_{34}O_{11}$）不得少于0.15%；含连翘酯苷A（$C_{29}H_{36}O_{15}$）不得少于0.25%。

（7）规格等级

①黄翘规格标准　统货。干货。呈长卵形或卵形，两端狭尖，多分裂为两瓣。表面有一条明显的纵沟和不规则的纵皱纹及凸起小斑点，间有残留果柄表面棕黄色，内面浅黄棕色，平滑，内有纵隔。质坚脆。种子多已脱落。气微香，味苦。无枝梗、种子、杂质、霉变。

②青翘规格标准　统货。干货。呈狭卵形至卵形，两端狭长，多不开裂。表面青绿色或绿褐色，有两条纵沟。质坚硬。气芳香、味苦。间有残留果柄。无枝叶及枯翘，杂质、霉变。

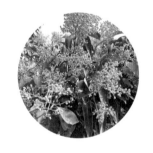

女贞子
Ligustrum lucidum

本品为木犀科植物女贞（*Ligustrum lucidum* Ait.）的干燥成熟果实。味甘、苦，性凉。归肝、肾经。具有滋补肝肾、明目乌发之功，用于肝肾阴虚、眩晕耳鸣、腰膝酸软、须发早白、目暗不明、内热消渴、骨蒸潮热等症。女贞子的化学成分主要有萜类、黄酮类、苯乙醇苷类、挥发油、脂肪酸等，主要有免疫调节、保肝、抗氧化、降血糖血脂、抗癌、强心、抗炎抑菌、保护损伤细胞的作用。我国大多数省均产，包括河北、河南、山西、山东、江苏、浙江、安徽、江西、福建、台湾、湖北、湖南、广东、广西、陕西、甘肃、云南、贵州、四川等省区。

【采　收】

冬季果实成熟时采收。

【加　工】

除去枝叶，稍蒸或沸水中略烫后，干燥；或直接干燥。

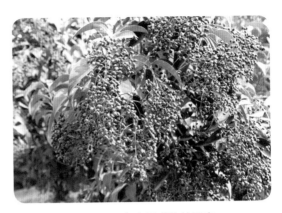

图6-15　女贞子成熟的果实

【炮制方法】

1. 净制

除去杂质，洗净，干燥。

2. 酒蒸

取净女贞子，用黄酒拌匀，稍闷，置蒸制容器内，隔水蒸透，或密闭隔水炖至酒完全吸尽，女贞子呈黑润时，取出，干燥。

每100 kg女贞子，用黄酒20 kg。

【质量标准】

《中国药典》2015年版规定：

（1）性状　本品呈卵形、椭圆形或肾形，长6~8.5 mm，直径3.5~5.5 mm。表面黑紫色或灰黑色，皱缩不平，基部有果梗痕或具宿萼及短梗。体轻。外果皮薄；中果皮较松软，易剥离；内果皮木质，黄棕色，具纵棱；破开后种子通常为1粒，肾形，紫黑色，油性。气微，味甘、微苦涩。

（2）杂质　不得过3%。

（3）水分　不得过8.0%。

（4）总灰分　不得过5.5%。

（5）浸出物　不得少于25.0%。

（6）含量测定　本品按干燥品计算，含特女贞苷（$C_{31}H_{42}O_{17}$）不得少于0.70%。

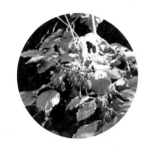

山茱萸
Macrocarpium officinalis

本品为山茱萸科植物山茱萸［*Macrocarpium officinalis*（Sieb.etZucc.）Nakai.］的干燥成熟果肉，别名枣皮、萸肉、药枣、蜀枣等，是我国常用中药之一。山茱萸性微温，味酸、涩，具有补益肝肾、收敛固涩之功效。用于肝肾亏虚、头晕目眩、腰膝酸软、阳痿等症。主要化学成分为山茱萸苷、皂苷、鞣质、熊果酸、没食子酸、苹果酸、没食子酸甲酯、白桦脂酸等。主产于河北、河南、陕西、浙江、安徽、四川等省区。

【采　收】

当山茱萸果皮呈鲜红色，便可采收。因各地自然条件和品种类型不同，采收时期也有所不同，一般成熟时间为10~11月。采摘时间的早迟对产量和品质都有很大影响，因此要适时采收。果实成熟时，枝条上已着生许多花芽，因此采收时，应动作轻巧，按束顺势往下采摘，以免影响来年产量。采收时用手或带有钩的长杆将果枝拉弯，用手将成熟果实摘下，成熟一批，采收一批，每株树可分2~3次采完。雨天、雨后或露水未干时不宜采收，一般应当天采，当天晾，不宜堆压，以防腐烂变质。

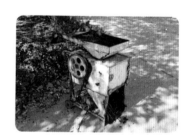

图6-16　山茱萸脱核机

【加　工】

目前产地加工一般要经过净选、软化、去核、干燥四个步骤。

（1）净选　将采摘的果实除去其中的枝梗、果柄、虫蛀果等杂质。

（2）软化　各产区由于习惯不同采取的软化方法也不同。常见的方法有：

①水煮　将果实倒入沸水中，上下翻动10分钟左

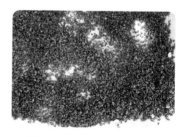

图6-17　脱核后的山萸肉

右至果实膨胀，用手挤压果核能很快滑出为好，捞出去核。

②水蒸 将果实放入蒸笼上，上汽后蒸5分钟左右，以用手挤压果核能很快滑出为好，取下去核。

③火烘 果实放入竹笼，用文火烘至果膨胀变柔软时，以用手挤压果核能很快滑出为好，取出摊晾，去核。

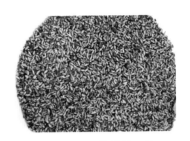

图6-18 山茱萸的果核

（3）去核 将软化好的山茱萸趁热挤去果核，一般采用人工挤去果核或用山萸肉脱皮机去核。

（4）干燥 采用自然晒干或烘干。

①晒干 去核以后的山茱萸含有大量的水分，尤其是秋末采收季节气温较低，应抓紧时间晾晒。将鲜果肉均匀的平摊于干净、光滑的地面或竹席上厚约

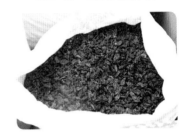

图6-19 晒干后的山萸肉

1.5 cm，在日光下晒干，起初1小时每隔10分钟翻动1次，随后逐渐减少翻动次数，晒至七八成干后每0.5小时翻动1次，使上下干燥均匀，至翻动有沙沙响声时，收起，放冷，置适宜容器中密封。注意摊晒不宜太厚，要勤翻动，否则易造成果肉粘连，并出现阴阳面，使药材色泽不匀。

②烘干 将果肉置直径80 cm、高5 cm、孔径0.5 cm的竹筛内摊约3 cm厚，按火烘软化法用文火或炭火缓烘，经常用手翻动，至手抓不粘手，用手翻动有沙沙响声时取出，放冷，置适宜容器中密封。另外，也可用土炕、锅灶等烘干，数量多还可用简易烘房烘干。无论采用哪种方法，烘干后不可立即装入容器，否则余热不能散发，而引起果肉"发汗"，使萸肉色泽变黑。该法操作繁琐且需消耗燃料，一般只在收获季节遇上阴雨天时与火烘软化法结合使用。

【炮制方法】

1. 净制

取原药材，洗净，除去杂质和残留果核。

2. 酒炙

取山萸肉，用黄酒拌匀，置蒸制容器内，隔水蒸透，或密闭隔水炖至酒被吸尽，药物变黑润，取出，干燥。每100 kg山萸肉，用黄酒20 kg

3. 蒸法

取山萸肉，置蒸制容器内，先用武火，待"圆汽"改用文火，隔水蒸至外皮呈紫黑

色，熄火后闷制过夜，取出，干燥。

【质量标准】

《中国药典》2015年版规定：

（1）性状　本品呈不规则的片状或囊状，长1~1.5 cm，宽0.5~1 cm。表面紫红色至紫黑色，皱缩，有光泽。顶端有的有圆形宿萼痕，基部有果梗痕。质柔软。气微，味酸、涩、微苦。

（2）水分　不得过16.0%。

（3）总灰分　不得过6.0%。

（4）水溶性浸出物　不得少于50.0%。

（5）含量测定　含莫诺苷和马钱苷的总量不得少于1.2%。

（6）规格等级　统货，干货。果肉呈不规则的片状或囊状。表面鲜红、紫红色至暗红色，皱缩、有光泽。味酸涩。果核不超过3%。无杂质、虫蛀、霉变。

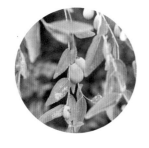

酸枣仁 *Ziziphus jujube*

本品为鼠李科枣属植物酸枣 [*Ziziphus jujube* Mill. Var. spinose（Bunge）Huex H. F. Chou] 的干燥成熟种子。酸枣仁味甘酸、性平，归心、肝、胆经，具有养心补肝、宁心安神、敛汗生津的功效，主要用于治疗虚烦不眠、惊悸多梦、体虚多汗、津伤口渴等症，是中医药养心安神首选药物。酸枣仁中所含化学成分较为复杂主要包括：皂苷及三萜类化合物、黄酮类化合物、生物碱类化合物，现代药理研究其主要作用有镇静催眠、抗惊厥、抗心律失常、改善心肌缺血、增强免疫、保护神经系统等。酸枣仁主产于河北、陕西、辽宁、河南、山东等地，其中以河北邢台最为道地，河北南部的邢台地区位于太行山一带，邢台枣仁具有颗粒大、仁饱满、色泽红、鲜亮、质优等特点。

【采 收】

于秋末冬初采收成熟果实。不同地理条件、不同种类的酸枣成熟期存在差异。在采收过程中，因酸枣加工利用的目的不同，采收适宜期也不相同。如以加工酸枣仁和酸枣面为目的，则以完熟期采收为宜，此时果实充分成熟，果肉内养分积累最多，不仅制干率高，而且成品质量好；同时酸枣仁籽粒饱满，色泽最佳，不仅出仁率高，而且入药效果也最好。而过晚采收，不仅容易造成酸枣烂枣和鸟兽危害的现象，也会减少产量和降低枣肉的质量。以生食为主的酸枣，以脆熟期采摘为宜。

目前采收酸枣的方法大多数是待酸枣成熟后，用枣杆振枝，使枣果落地，再捡拾。近几年来，由于酸枣的加工利用途径逐渐增多，而要求也越来越严，所以采收的方法也在逐步改进，利用乙烯利催落采收酸枣。此方法比用枣杆打枣提高工效10倍左右，在适当剂量处理下，喷施第2天即有效果，第3天进入落果高峰期，5、6天便能完全催落成熟的果实。

【加 工】

酸枣仁的加工仍以传统加工为主。采收后，将鲜果晒至半干，再放于水池里浸泡若干天，直到果肉松软后，去掉果肉（或将鲜果于春初冬末冷冻，选择干燥天气，用石碾碾磨已冻干酸枣，除去果肉，反复多次，直至除去大部分的果肉），取出枣核，将其晒干放到石磨上碾磨，然后用筛子筛出枣仁，淘洗，再以笊篱捞出，晒干，即可；也可于

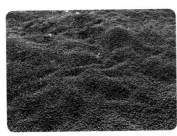
图6-20 晾晒

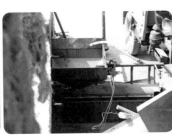
图6-21 洗去果肉

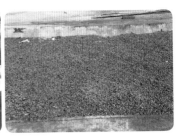
图6-22 酸枣核（洗去果肉后）

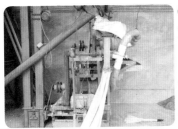
图6-23 脱去果核

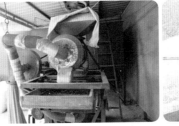

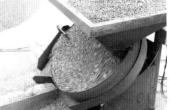
图6-24 电筛

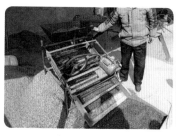　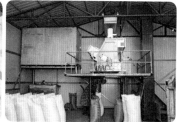　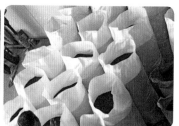

图6-25　振筛　　　　　　图6-26　色选机　　　　　图6-27　分级包装

石碾碾碎后，将种皮及碎渣过筛再浸入水中，碎种壳等沉降、枣仁浮出水面后捞出，晒干，即得。传统加工方式费时费力，效率低下，因此酸枣仁去皮机、酸枣仁破壳机、电动筛选机、振动筛选机、色选机等也逐步代替人工操作，具有效率大、自动化分离水平高、操作简便等优点。

【炮制方法】

1．净制

取原药材，去净杂质。用时捣碎。

2．清炒

取净酸枣仁，置炒制容器内，用文火加热，炒至鼓起，颜色加深，断面浅黄色时取出。用时捣碎。

【质量标准】

《中国药典》2015年版规定：

（1）性状　本品呈扁圆形或扁椭圆形，长5～9 mm，宽5～7 mm，厚约3 mm。表面紫红色或紫褐色，平滑有光泽，有的有裂纹。有的两面均呈圆隆状突起；有的一面较平坦，中间有1条隆起的纵线纹；另一面稍突起。一端凹陷，可见线形种脐；另端有细小突起的合点。种皮较脆，胚乳白色，子叶2，浅黄色，富油性。气微，味淡。

（2）杂质（核壳等）　不得过5%。

（3）水分　不得过9.0%。

（4）总灰分　不得过7.0%。

（5）黄曲霉素　本品每1000 g含黄曲霉毒素B_1不得过5 μg，含黄曲霉毒素G_2、黄曲霉毒素G_1、黄曲霉毒素B_2和黄曲霉毒素B_1的总量不得过10 μg。

（6）含量测定　本品按干燥品计算，含酸枣仁皂苷A（$C_{58}H_{94}O_{26}$）不得少于

0.030%，含斯皮诺素（$C_{28}H_{32}O_{15}$）不得少于0.080%。

（7）规格等级

一等　干货。呈扁圆形或扁椭圆形，饱满。表面深红色或紫褐色，有光泽。断面内仁浅黄色，有油性。味甘淡。核壳不超过2%。碎仁不超过5%。无黑仁、杂质、虫蛀、霉变。

二等　干货。呈扁圆形或扁椭圆形，较瘪瘦。表面深红色或棕黄色。断面内仁浅黄色。有油性。味甘淡。核壳不超过5%，碎仁不超过10%。无杂质、虫蛀、霉变。

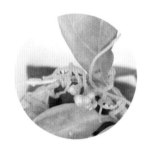

菟丝子
Cuscuta australis

本品为旋花科植物南方菟丝子（*Cuscuta australis* R. Br.）或菟丝子（*Cuscuta chinensis* Lam.）的干燥成熟种子。性温，味甘。归肝、肾、脾经。具有补肾益精、养肝明目之功。适用于肝肾不足的腰膝筋骨酸痛、腿脚软弱无力、阳痿遗精、呓语、小便频数、尿有余沥、头晕眼花、视物不清、耳鸣耳聋以及妇女带下、习惯性流产等症。菟丝子含生物碱、蒽醌、香豆素、黄酮、苷类、甾醇、鞣酸、糖类等，种子含脂肪油及淀粉。菟丝子产自连云港、邱县、铜山、宝应、南京、吴江等地，生长在山坡路旁、河边，多寄生在豆科、菊科、蓼科等植物上；分布于华北、华东、中南、西北及西南各省。菟丝子有成片群居的特性，故在野外极易辨识。

〖播种与采收〗

菟丝子一般寄生于豆科等植物上，人工种植时寄主一般选用大豆。一般在6月中下旬整地施肥，浇水。先播种大豆，行距30 cm，每100公顷用豆种180～225 kg，出苗后精心管理，保证全苗。待豆棵长到20～25 cm，即刚长出3对真叶时，则可播菟丝子，方法是顺豆棵地垄散播，尽量靠近豆棵，以利于缠绕上豆棵，用种量每100公顷约22.5 kg。10月中旬，菟丝子果壳变黄，大豆有1/3植株已干枯时，割下寄主，晒干，打下种子，簸去杂质，筛去泥土即可，净菟丝子应与寄主分开贮藏。种子采集后需进行冬化处理和药剂拌种。

【加 工】

菟丝子是临床常用药材，临床上大部分用生品入药，但菟丝子生品质地坚硬，有效成分不易溶出，经炮制（制饼）后利于有效成分的煎出。

菟丝子过箩筛，去净杂质，洗净，晒干。

菟丝饼　取干净菟丝子置锅内加水煮至爆花，显褐灰色稠状粥时，捣烂作饼或加黄酒与面粉作饼，切块，晒干。

【炮制方法】

1. 净制

菟丝子取原材，除去杂质，淘净，干燥。

2. 盐炙

取净菟丝子，加盐水拌匀，闷润，待盐水被吸尽后，置炒制容器中，用文火加热，炒至略鼓起，微有爆裂声，并有香气逸出时，取出晾凉。每100 kg菟丝子，用食盐2 kg。

3. 酒炙

取净菟丝子，加适量水煮至开裂，不断搅拌，待水液被吸尽，全部显黏丝稠状时，加入黄酒和白面拌匀，取出，压成饼，切成小方块，干燥。每100 kg菟丝子，用黄酒15 kg，白面15 kg。

4. 炒黄

取菟丝子，置炒制容器中，用文火加热，炒至微黄色，有爆裂声，取出晾凉。

5. 现代炮制工艺

（1）取干净菟丝子，加适量的食盐水煮至开裂，煮时要不断搅拌，待水液被菟丝子吸尽，全部药品显黏丝稠粥状时，取出晾干制饼。该法的优点：所用辅料食盐全部渗入药材组织内部，提高了临床疗效，并且操作简单易行。

（2）取干净菟丝子，以1∶3清水浸泡一昼夜，同原汁倒入砂锅中，煎煮至吐丝并成干粥样，退火，加15%黄酒搅匀，冷却，切块，50℃烘干。此法要把握好煮制容器、用水量、火候、干燥4个环节。煮制容器以瓷器砂锅为佳，忌用铁器。用水量以1∶3为宜，若水少易煮干，达不到煮烂吐丝要求；水多则煮的时间太长，既浪费燃料，且易煮焦影响质量。煮制火候为先武火煮沸后改用文火慢煮。干燥工具以竹筛为好，因竹筛有孔洞，使饮片四面受热均匀不易发霉。

（3）用高压蒸煮法效果也极佳。其吐丝率可达98%。

【质量标准】

《中国药典》2015年版规定：

（1）性状　本品呈类球形，直径1～2 mm。表面灰棕色至棕褐色，粗糙，种脐线形或扁圆形。质坚实，不易用指甲压碎。气微，味淡。

（2）水分　不得过10.0%。

（3）总灰分　不得过10.0%。

（4）酸不溶性灰分　不得过4.0%。

（5）含量测定　照高效液相色谱法测定，本品按干燥品计算，含金丝桃苷（$C_{21}H_{20}O_{12}$）不得少于0.10%。

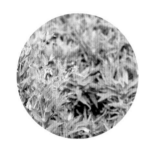

王不留行
Vaccaria segetalis

本品为石竹科植物麦蓝菜［*Vaccaria segetalis*（Neck.）Garcke］的干燥成熟种子，味苦，性平，归肝、胃经，有活血通经、下乳消肿、利尿通淋的功效，可用于治疗经闭，痛经，乳汁不下，乳痈肿痛，淋证涩痛等。王不留行中要含有三萜皂苷、黄酮苷、环肽以及氨基酸类等化学成分，现代药理研究表明，王不留行有催乳，抗肿瘤，抗氧化以及改善骨质疏松等作用。王不留行资源极其丰富，主产于河北、山东、辽宁和黑龙江等地，以河北产量最大。

【采　收】

5月下旬至6月上旬，当植株叶片开始枯黄、顶部种子呈黑色，果皮尚未开裂，趁早晨露水未干时，收割地上部，扎把。

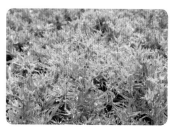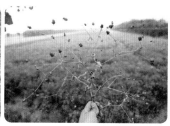

图6-28　王不留行　　　　图6-29　麦蓝菜（成熟后）

【加　工】

晒干脱粒，除去杂质即可。

【炮制方法】

1．净制

取原药材，除去杂质。

2．清炒

取净王不留行，投入预热容器内，中火拌炒至大部分爆花即可。

【质量标准】

《中国药典》2015年版规定：

（1）性状　本品呈球形，直径约2 mm。表面黑色，少数红棕色，略有光泽，有细密颗粒状突起，一侧有1凹陷的纵沟。质硬。胚乳白色，胚弯曲成环，子叶2。气微，味微涩、苦。

（2）水分　不得过12.0%。

（3）总灰分　不得过4.0%。

（4）浸出物　照醇溶性浸出物测定法项下的热浸法测定，用乙醇作溶剂，不得少于6.0%。

（5）含量测定　照高效液相色谱法测定，本品按干燥品计算，含王不留行黄酮苷（$C_{32}H_{38}O_{19}$）不得少于0.40%。

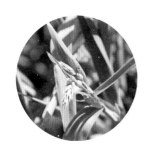

薏苡仁
Coix lacryma-jobi

本品为禾本科植物薏苡 [*Coix lacryma-jobi* L.var.ma-yuen（Roman.）Stapf] 的干燥成熟种仁。味甘、淡，性凉。归脾、胃、肺经。具有利水渗湿，健脾止泻，除痹，排脓，解毒散结之功，用于水肿，脚气，小便不利，脾虚泄泻，湿痹拘挛，肺痈，肠痈，赘疣，癌肿。薏苡仁的主要活性成分为薏苡仁油、醇类、醛酮类、酯类等，其中薏苡仁油具有抗肿瘤活性。薏苡仁在现代临床可用于治疗痛风、结肠炎、关节炎、原发性多汗和顽固性失眠等。薏苡仁作为我国传统的药食两用保健食品，营养价值在禾本科植物中占第一位，被誉为"世界禾本科植物之王"。河北安国等地所产祁薏米为著名"八大祁药"之一。

【采　收】

种植当年就可收获，具体采收期因品种、播期不同而异。早熟品种8月份即可采收，而晚熟品种要到11月份采收。同株籽粒成熟也不一致。一般待植株下部叶片转黄，籽粒已有80%左右成熟变色时，即可收割，割下植株后，集中立放3～4天后再脱粒。

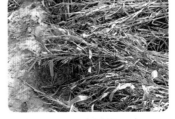

【加　工】

1. 晾晒
籽粒晒干至含水量为12%左右。

2. 脱壳
用脱壳机械碾去总苞和种皮。

3. 风净、筛净
用风车扇去壳皮、粉尘及碎屑，筛除碎粒等杂物得薏苡仁。

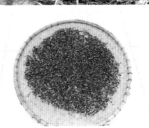

图6-30　薏苡仁的采收

【炮制方法】

1. 净制

取原药材，除去杂质。

2. 炒黄

取净薏苡仁，置炒制容器内，用中火加热，炒至表面黄色，略鼓起，表面有突起，取出。

3. 麸炒

先将锅烧热，撒入麦麸即刻烟起，再投入薏苡仁迅速拌炒至微黄色，微鼓起，取出，筛去麦麸即得。每100 kg薏苡仁，用麦麸15 kg。

【质量标准】

《中国药典》2015年版规定：

（1）性状 本品呈宽卵形或长椭圆形，长4～8 mm，宽3～6 mm。表面乳白色，光滑，偶有残存的黄褐色种皮；一端钝圆，另端较宽而微凹，有1淡棕色点状种脐；背面圆凸，腹面有1条较宽而深的纵沟。质坚实，断面白色，粉性。气微，味微甜。

（2）杂质 不得过2%。

（3）水分 不得过15.0%。

（4）总灰分 不得过3.0%。

（5）黄曲霉毒素 本品每1000 g含黄曲霉毒素B_1不得过5 μg，含黄曲霉毒素G_2、黄曲霉毒素G_1、黄曲霉毒素B_2和黄曲霉毒素B_1的总量不得过10 μg。

（6）浸出物 不得少于5.5%。

（7）含量测定 本品按干燥品计算，含甘油三油酸酯（$C_{57}H_{104}O_6$），不得少于0.50%。

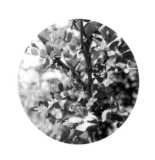

皂角

Gleditsia sinensis

本品为豆科植物皂荚（*Gleditsia sinensis* Lam.）的干燥成熟果实。性温，味辛、咸；有小毒。归肺、大肠经。具有祛痰开窍、散结消肿等功效。用于中风口噤、昏迷不醒、癫痫痰盛、关窍不通、喉痹痰阻、顽痰喘咳、咳痰不爽、大便燥结、外治痈肿等症。皂角刺为豆科植物皂荚的干燥棘刺。性温，味辛。归肝、胃经。具有消肿托毒，排脓，杀虫的作用。用于痈疽初起或脓成不溃；外治疥癣麻风等症。皂荚化学成分主要有酚类物质、皂苷、黄酮及其皂苷类、强心苷类、糖和多糖（或皂苷类）等成分。猪牙皂为豆科植物皂荚的干燥不育果实。性温，味辛、咸。有小毒、归肺、大肠经。具有祛痰开窍、散结消肿等功效。用于治疗中风口噤、昏迷不醒等症。皂荚主产中国河北、山东、河南、山西、陕西、甘肃、江苏、安徽、浙江、江西、湖南、湖北、福建、广东、广西、四川、贵州、云南等省区。

【采　收】

果实大皂角秋季成熟时采摘，晒干。用手掌握紧全果轻轻掰下，切不可用手指压捏果实。全树果实成熟度不一致时，要分期分批采摘。同时，采下的果实不能暴晒在阳光下，应放在阴凉处。

皂角刺全年均产，以春、夏两季采收为宜。将刺割下，趁鲜时切成纵、横、斜薄片或小段，晒干。

猪牙皂秋季采收，除去杂质，干燥。

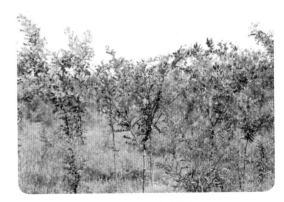

图6-31　皂荚树

【加　工】

将皂角的壳剥下来，放在水中搓洗，干燥。

【炮制方法】

1. 切制

（1）大皂角　用时捣碎。

（2）皂角刺　取原药材，除去杂质。未切片者，略泡，润透，切厚片，干燥。已切片者，筛去灰屑。皂角刺性味辛，温。归肝、肺、胃经。具有消肿托毒、透脓、杀虫的功能。炮制后使药物洁净，利于溶出有效成分，便于调剂与制剂。用于痈疽肿毒，瘰疬，疬风，疥癣，产后缺乳，胎衣不下。

（3）猪牙皂　除去杂质，洗净，晒干，用时捣碎。

2. 炒炭

取皂角肉，置锅内用武火炒至焦黑色，喷水少许，取出，放凉。

【质量标准】

《中国药典》2015年版规定：

（1）性状

大皂角　呈扁长的剑鞘状，有的略弯曲，长15～40 cm，宽2～5 cm，厚0.2～1.5 cm。表面棕褐色或紫褐色，被灰色粉霜，擦去后有光泽，种子处隆起。基部渐窄而弯曲，有短果柄或果柄痕，两侧有明显的纵棱线。质硬，摇之有声，易折断，断面黄色，纤维性。种子多数，扁椭圆形，黄棕色至棕褐色，光滑。气特异，有刺激性，味辛辣。

皂角刺　为主刺和1～2次分枝的棘刺。主刺长圆锥形，长3～15 cm或更长，直径0.3～1 cm；分枝刺长1～6 cm，刺端锐尖。表面紫棕色或棕褐色。体轻，质坚硬，不易折断。切片厚0.1～0.3 cm，常带有尖细的刺端；木部黄白色，髓部疏松，淡红棕色；质脆，易折断。气微，味淡。

猪牙皂　呈圆柱形，略扁而弯曲，长5～11 cm，宽0.7～1.5 cm。表面紫棕色或紫褐色，被灰白色蜡质粉霜，擦去后有光泽，并有细小的疣状突起和线状或网状的裂纹。顶端有鸟喙状花柱残基，基部具果梗残痕。质硬而脆，易折断，断面棕黄色，中间疏松，有淡绿色或淡棕黄色的丝状物，偶有发育不全的种子。气微，有刺激性，味先甜而后辣。

（2）水分　猪牙皂不得过14.0%。

（3）总灰分　猪牙皂不得过5.0%。

第七章

全草类

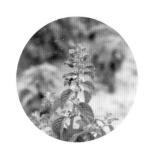

薄荷
Metha haplocalyx

本品为唇形科植物薄荷（*Metha haplocalyx* Briq.）的地上干燥部分。其味辛，性凉，用于风热感冒，风温初起，头痛，目赤，喉痹，目疮，风疹，麻疹，胸肋胀闷。薄荷用途很广，可用于医药、食品、化妆品、香料、烟草工业等。薄荷的记载最早见于《唐本草》，早在2000多年前，古人就已采集薄荷供食用和药用。该植物广泛分布于北半球的温带地区，在我国各省均有分布。我国栽培的薄荷品种多属东亚及热带亚洲的薄荷种。

【采　收】

以每年收割2次为好。第一次6月下旬至7月上旬，但不得迟于中旬，否则影响第二次产量。第二次在10月上旬开花前进行。收割时，选晴天在中午12点至下午2点进行，此时间段薄荷叶中薄荷油、薄荷脑含量最高。每次收获用镰刀齐地面，将上部茎叶割下，不能堆积，以免发霉腐烂。

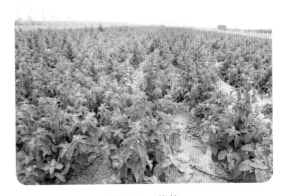

图7-1　薄荷

【加　工】

1. 薄荷全草

鲜薄荷收割后，立即曝晒，至七八成干时，扎成小把，继续晒干，留意切勿雨淋或夜露，防止变质发霉。

2. 薄荷油

农村产区可采用水蒸气蒸馏法提取。蒸馏设备由蒸馏器、冷凝管、油水分离器三个主要部件组成。植株割下后，先把下部自然脱叶部分（无叶茎秆）铡掉，随后摊放于田间晒至半干以上再进行蒸馏，这样既减少蒸馏次数、节省燃料和人工，又可使出油速度快、缩短蒸馏时间。产区多采用直火、常压、水上蒸馏的方式。

【炮制方法】

1. 净制

全草　除去老梗及杂质。

薄荷叶　用箩筛去泥土，拣净杂质，取用净叶。

薄荷梗　将揉去叶子的净薄荷梗，洗净，润透，切节，晾干。

薄荷粉　取原药材晒脆，去土及梗，磨成细粉，成品称薄荷粉。

2. 切制

喷淋清水，稍润，切段，晾干。

3. 蜜炙

先将蜜熔化，至沸腾时加薄荷拌匀，用微火炒至微黄即可。每薄荷500 kg，用蜂蜜180 kg。

4. 盐炙

先将薄荷叶蒸至软润倾出，放通风处稍凉；再用甘草、桔梗、浙贝母三味煎汤去渣，浸泡薄荷至透，另将盐炒热研细，投入薄荷内，待吸收均匀，即成。每薄荷100 kg，用盐200 kg，甘草25 kg，桔梗12 kg，浙贝母12 kg。

【质量标准】

《中国药典》2015年版规定：

（1）性状　本品茎呈方柱形，有对生分枝，长15～40 cm，直径0.2～0.4 cm；表面紫棕色或淡绿色，棱角处具茸毛，节间长2～5 cm；质脆，断面白色，髓部中空。

叶对生，有短柄；叶片皱缩卷曲，完整者展平后呈宽披针形、长椭圆形或卵形，长2～7 cm，宽1～3 cm；上表面深绿色，下表面灰绿色，稀被茸毛，有凹点状腺鳞。轮伞花序腋生，花萼钟状，先端5齿裂，花冠淡紫色。揉搓后有特殊清凉香气，味辛凉。

（2）叶　不得少于30%。

（3）水分　不得过15.0%。

（4）总灰分　不得过11.0%。

（5）酸不溶性灰分　不得过3.0%。

（6）含量测定　本品含挥发油不得少于0.80%。

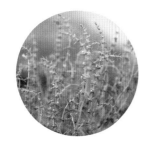

荆芥
Nepeta cataria

荆芥，又称为"香荆芥""线荠""四棱杆蒿""假苏"，为唇形科荆芥属植物荆芥（*Nepeta cataria* L.）的干燥地上部分，以我国江苏、浙江等地为主产区。荆芥味辛、苦，性微温，归肺、肝经，具有解表祛风、透疹止血等功效。在现代临床常用于治疗风热感冒，麻疹、风疹透发不畅，妇人崩漏、产后血晕等症。荆芥富含芳香油，以叶片含量最高，近年来荆芥广泛应用于饲料、香料等加工行业，荆芥油出口东南亚各国的数量也逐年增加，使得其商品社会需求量不断增大。荆芥适应性强，我国南北各地均可栽培。主产江苏、浙江、安徽、河北、湖南、湖北等省，多系栽培。河北安国所产的祁芥穗为著名的"八大祁药"之一。

〔采　收〕

夏秋两季，花开至顶部，穗绿时采割。采收过晚，茎穗变黄，影响质量。春播者，当年8～9月采收；夏播者，当年10月采收。采收时，选择晴天，从距地面数厘米处割取地上部分，运回摊放于晒场上，当天干燥，否则穗色变黑，当晒至半干，捆成小把，再晒至全干；或晒至七八成干时，收集于通风处，直立搭架晾晒，继续阴干；或在晒至半干时，将荆芥穗剪下，荆芥穗与荆芥秆分别晒干。干燥的荆芥应打包成捆，或切成5 cm左右的小段，然后装袋，每捆或每袋50 kg左右。若遇雨季或阴天采收，不能晒干，可用无烟火烘烤，但温度须控制在40℃以下，不宜用大火，否则易使香气散失。种子田，需选留种株，待种子充分成熟后再行收割。在半阴半阳处晾干，干后脱粒，除去茎叶杂质收藏。荆芥一般亩产干货200～300 kg，折干率25%。

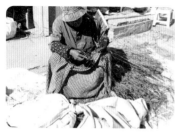 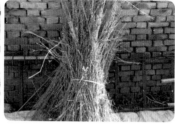 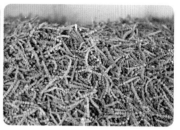

图7-2　手工剪穗　　　　　图7-3　剪穗后的荆芥　　　　　图7-4　荆芥穗

【加　工】

收割后直接晒干，若遇阴雨天气时用文火烤干，温度控制在40℃以下，不宜用武火。一般每亩可产干货200～300 kg。干燥的荆芥，打包成捆，每捆50 kg左右。

【炮制方法】

1．切制

荆芥取原药材，除去杂质，抢水洗净，稍润，切断，干燥，筛去碎屑。

2．炒黄

取荆芥段，置炒药锅内，文火加热，炒至微黄色，取出，放凉。

3．炒炭

荆芥炭取荆芥段，置炒药锅内，用武火加热，炒至表面黑褐色，内部焦褐色时，加入少量清水，灭尽火星。取出，晾干凉透。

【质量标准】

《中国药典》2015年版规定：

（1）性状　本品茎呈方柱形，上部有分枝，长50～80 cm，直径0.2～0.4 cm；表面淡黄绿色或淡紫红色，被短柔毛；体轻，质脆，断面类白色。叶对生，多已脱落，叶片3～5羽状分裂，裂片细长。穗状轮伞花序顶生，长2～9 cm，直径约0.7 cm。花冠多脱落，宿萼钟状，先端5齿裂，淡棕色或黄绿色，被短柔毛；小坚果棕黑色。气芳香，味微涩而辛凉。

（2）水分　不得过12.0%。

（3）总灰分　不得过10.0%。

（4）酸不溶性灰分　不得过30%。

（5）含量测定荆芥按干燥品计算，挥发油含量不得少于0.6%（ml/g），胡薄荷酮（$C_{10}H_3O$）含量不得少于0.020%。荆芥穗按干燥品计算，挥发油荆芥饮片含量不得少于0.4%（ml/g），胡薄荷酮（$C_{10}H_{16}O$）含量不得少于0.080%。

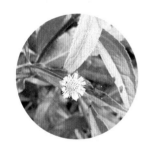

墨旱莲
Ecliptapro strata

本品为菊科植物鳢肠（*Ecliptapro strata* L.）的干燥地上部分。性寒，味甘、酸。归肾、肝经。具有滋补肝肾、凉血止血的作用。用于肝肾阴虚，牙齿松动，须发早白，眩晕耳鸣，腰膝酸软，阴虚血热吐血、衄血、尿血，血痢，崩漏下血，外伤出血等症。全草含皂苷1.32%，烟碱约0.08%，鞣质，维生素A，鳢肠素，多种噻吩化合物，乙酸二联噻吩基甲醇酯等。墨旱莲主产江苏、江西、浙江、广东、河北等地。生长于田野、路边、溪边及阴湿地上。

【种植与采收】

春季4月按行距30 cm，开条沟，深2～3 cm，将种子均匀播入，薄覆细土，以不见种子为度，稍加镇压，浇水。约经15天左右出苗。田间管理苗高3～5 cm间苗，按株距8～10 cm定苗。应注意松土除草，勤浇水，保持土壤湿润。追施农家肥。5～6月再施1次人畜粪肥，生长旺盛期增施过磷酸钙。

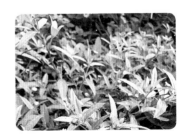

图7-5　墨旱莲

夏、秋季花开时割取全草，洗净泥土，去除杂质，阴干或晒干。鲜用或随采随用。

〖加　工〗

1. 净制

拣去杂质，略洗。

2. 切制

略洗，闷润后，除去残根，切断，干燥即得。干燥全草全体被白色茸毛。茎圆柱形，长约30 cm，直径约3 mm：绿褐色或带紫红色，有纵棱。叶片卷曲，皱缩或破碎，绿褐色。茎顶带有头状花序，已结果，果实量大，呈黑色颗粒状。浸水后搓其茎叶，则呈黑色。气微香，味淡微咸。以色绿、无杂质者为佳。

〖炮制方法〗

1. 切制

取原药材，除去杂质及残根，抢水洗净，稍润，切段，干燥。

2. 炒炭

取净墨旱莲段置锅内，用武火炒至焦褐色，喷淋清水少许，灭尽火星，取出凉透。

〖质量标准〗

《中国药典》2015年版规定：

（1）性状　本品全体被白色茸毛。茎呈圆柱形，有纵棱，直径2～5 mm；表面绿褐色或墨绿色。叶对生，近无柄，叶片皱缩卷曲或破碎，完整者展平后呈长披针形，全缘或具浅齿，墨绿色。头状花序直径2～6 mm。瘦果椭圆形而扁，长2～3 mm，棕色或浅褐色。气微，味微咸。

（2）水分　不得过13.0%。

（3）总灰分　不得过14.0%。

（4）酸不溶性灰分　不得过3.0%。

（5）含量测定　照高效液相色谱法测定，本品按干燥品计算，含蟛蜞菊内酯（$C_{16}H_{12}O_7$）不得少于0.040%。

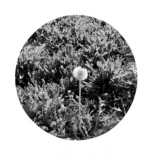

蒲公英
Taraxacum mongolicum

本品为菊科植物蒲公英（*Taraxacum mongolicum* Hand. Mazz.）、碱地蒲公英（*Taraxacum sinicum* Kitag.）或同属数种植物的干燥全草。别名蒲公草、地丁、黄花地丁、黄花三七、蒲蒲丁等。蒲公英原产于欧洲，全世界约2000余种，我国有70种，1变种。其中以蒲公英（*T. mongolicum* Hand. Mazz.）分布最广，遍及全国多数地区。我国药用蒲公英为菊科植物蒲公英、华蒲公英及其同属多种植物的干燥全草。蒲公英味苦、甘，性寒，归肝胃二经，具有清热解毒、消痈散结、利尿通淋的作用。药理实验证明，蒲公英具有抑菌、抗肿瘤、抗氧化、抗炎、利尿、抗过敏、抗血栓、降血糖、降血脂、保肝利胆、健胃、免疫促进等作用。

【采 收】

1. 食用

采收茎叶，出苗后30～40天即可采收。一般用钩刀或小刀挑挖，要求带部分主根，防止采收下来后散落叶片，采大留小，最佳采收期为1～3月，一直可以采收到6月，采收前1天不浇水，保持茎叶干爽，亩产量为53～67 kg，每年可收2～4次/季度，即春季1～2次，秋季1～2次。

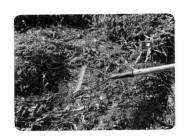

图7-6 蒲公英的采收

2. 药用

采收全草，春至秋季花初开时采挖。选择阴天时进行采挖，用铁锹从一侧翻动土壤，然后将蒲公英放入竹筐，运回加工，若土地较硬，可在采收前半月左右浇一次透水。

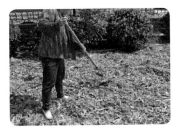

图7-7 晾晒

【加 工】

食用 蒲公英除鲜食外，还可加工成干菜，即用沸水焯1～2分钟，然后浸入凉水中冷却，最后晒干或阴干备用。

　　药用　将根部泥土抖净，摘除黄叶，晒干即可。晒干时要将蒲公英摊薄一些，否则叶片发黑，影响药材质量。

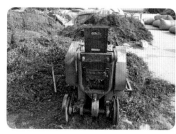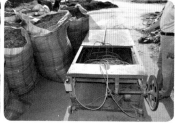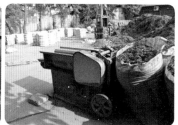

图7-8　切割　　　　　　　　图7-9　筛去杂质　　　　　　　图7-10　打包

【炮制方法】

　　切制　取原药材，除去杂质，抢水洗净，沥干水分，稍晾，切段，干燥，过筛。

【质量标准】

《中国药典》2015年版规定：

（1）性状　本品呈皱缩卷曲的团块。根呈圆锥状，多弯曲，长3～7 cm；表面棕褐色，抽皱；根头部有棕褐色或黄白色的茸毛，有的已脱落。叶基生，多皱缩破碎，完整叶片呈倒披针形，绿褐色或暗灰绿色，先端尖或钝，边缘浅裂或羽状分裂，基部渐狭，下沿呈柄状，下表面主脉明显。花茎1至数条，每条顶生头状花序，总苞片多层，内面一层较长，花冠黄褐色或淡黄白色。有的可见多数具白色冠毛的长椭圆形瘦果。气微，味微苦。

（2）水分　不得过13.0%。

（3）含量测定　按干燥品计算，含咖啡酸：不得少于0.02%。

第八章

花 类

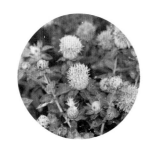

红花
Carthamus tinctorius

本品为菊科植物红花（*Carthamus tinctorius* L.）的干燥花。性温，味辛。归心、肝经。具有活血通经、散瘀止痛的功效，用于经闭，痛经，恶露不行，癥瘕痞块，胸痹心痛，瘀滞腹痛，胸胁刺痛，跌打损伤，疮疡肿痛等症。主要含有红花苷、绿原酸、咖啡酸等成分。红花主产于河南、四川、云南、浙江、新疆、河北等地。产于河南延津等地者称怀红花，产于四川简阳等地者称川红花，产于云南凤庆等地者称云红花，产于浙江慈溪等地者称杜红花，产于新疆伊犁等地者称新疆红花。以上均以花色红黄、鲜艳、干燥、质柔软者为佳。

【采 收】

1. 收花

红花在5月份开花。在开花期间，最适宜的采收时间应为花冠顶部金黄色，下部红色，花托的边缘呈米红色时为宜，选择晴天早晨露水刚干时采收，每隔一天采收一次。采收后的红花不能堆放，更不能紧压，以免发霉变质影响颜色。干燥时不宜在强烈日光下曝晒或急火烘烤，以免影响质量。干燥的方法是将采收下来的红花

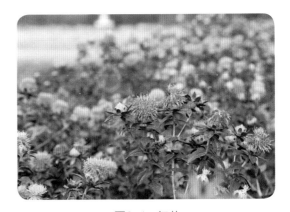

图8-1 红花

除去杂质，在避风处将红花薄薄摊在晾席上，上覆一层白纸，遮挡强光。随后自然干燥即可。

红花的采收，以花冠裂片开放、雄蕊开始枯黄、花色鲜艳、油润时开始收获，最好是每天清晨采摘，此时花冠不易破裂，苞片不刺手。特别注意的是：红花采收不能过早或过晚；若采收过早，花朵尚未授粉，颜色发黄。采收过晚，花变为紫黑色。

2．收籽

当红花植株变黄，花球上只有少量绿苞叶，花球失水，种子变硬，并呈现出品种固有的色泽时，即可收获。一般采用普通谷物联合收割机收获。

【加　工】

晒干或阴干即可。在阳光下自然干燥或在阴凉通风处阴干，不能常搁置，要及时干燥，以免发霉变黑。在晾晒时要用工具轻轻翻动，但不可用手直接翻动红花，否则易使红花色变污暗。采花后也可摊在苇席上放阴凉通风处慢慢阴干，阴干质量较晒干为好。遇阴雨天，应及时在40～60℃烘房内烘干。

红花种子亦可药用，为中药材"白平子"，于花后20天瘦果成熟时，选晴天割取脱粒后晒干。

红花饼又名"片红花"，为红花趁鲜捣泥，摊成薄饼状，晒干入药者。

【炮制方法】

醋炙　取净红花，加醋喷匀后，闷润一定时间，以相应的火候炒至焦红色为度。红花每100 kg，用醋20 kg。

【质量标准】

《中国药典》2015年版规定：

（1）性状　本品为不带子房的管状花，长1～2 cm。表面红黄色或红色。花冠筒细长，先端5裂，裂片呈狭条形，长5～8 mm；雄蕊5，花药聚合成筒状，黄白色；柱头长圆柱形，顶端微分叉。质柔软。气微香，味微苦。

（2）杂质　不得过2%。

（3）水分　不得过13.0%。

（4）总灰分　不得过15.0%。

（5）酸不溶性灰分　不得过5.0%。

（6）水溶性浸出物　不得少于30.0%。

（7）红色素　不得低于0.20%。

（8）含量测定　按干燥品计算，羟基红花黄色素A（$C_{27}H_{32}O_{16}$）不得少于1.0%，山奈素（$C_{15}H_{10}O_6$）照高效液相色谱法测定不得少于0.050%。

（9）规格等级

一等　干货。管状花皱缩弯曲，成团或散在。表面深红、鲜红色，微带淡黄色。质较软，有香气，味微苦、无枝叶、杂质、虫蛀、霉变。

二等　干货。管状花皱缩弯曲，成团或散在。表面浅红、暗红或黄色。质较软，有香气，味微苦、无枝叶、杂质、虫蛀、霉变。

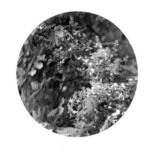

槐花

Sophorica japonica

本品为豆科植物槐（*Sophora japonica* L.）的干燥花及花蕾。夏季花开放或花蕾形成时采收，及时干燥，除去枝、梗及杂质。前者习称"槐花"，后者习称"槐米"。性微寒，味苦。归肝、大肠经。具有凉血止血、清肝泻火的作用。用于便血，痔血，血痢，崩漏，吐血，衄血，肝热目赤，头痛眩晕等症。槐花主要含有芸香苷和槲皮素等多种黄酮类化合物。槐花主产于河南、山东、山西、陕西、安徽、河北、江苏、贵州等地，近年来宁夏、甘肃等地也已有规模，越南也有大面积的栽种。槐花除在医药工业中被大量应用于提取芸香苷外，近年来国内外也常将其作为保健饮品和养生茶以及食品和饮料的染色剂进行研发，市场需求量不断上升。

〔采　收〕

夏季花开放或花蕾形成时采收，及时干燥，除去枝、梗及杂质，生用、炒用或炒炭用。前者称"槐花"，后者称"槐米"。

〖加　工〗

　　槐花采集后，通常的加工方法是自然摊晒。采用此法加工易受天气影响，使槐花的外观色泽不够理想，质量亦不好控制；若久雨不晴，往往造成槐花褐变发霉甚至不能使用。

　　采用远红外线涂料烘烤技术，采集的槐花要及时运往烤房，摊晾或直接装到推车烤盘上。烤盘载量是以装到推车上后，能透视上层盘底为准，一般一辆推车载重120～140 kg。对散

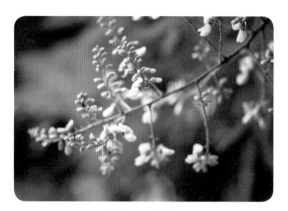

图8-2　槐花

落的槐花（未带果枝的），装盘厚度为2 cm以内。装入鲜槐米前，烤房急火升温，在房内温度达65～70℃时，将装满槐花的推车送进，关门，打开排气窗和暖风洞，电机带动排风扇（每隔30分钟调整一下差速器来改变转向），急火烘烤，将温度始终保持在65℃左右，2.5～3小时就可烤干（具体视果枝脱水干枯为准）。之后，开门推车，倒掉烤盘上的槐花，轻轻敲打，使花蕾全部脱离果枝，经除杂即为成品。此法适合于数量多、便于集中的槐花加工。加工温度低，加工周期短，其主要化学成分不受影响；烤房可常年使用，只是需要消耗能源，但仍不失为一种好的加工方法，值得推广。

　　采用远红外恒温烤箱作热源，选择多种不同温度，分别对槐花作定温、定时加热烘烤。此法制备槐花炭，所得槐米炭鞣质含量增至生品的5～6倍。

〖炮制方法〗

1．净制

　　取原药材，除去杂质及枝梗，筛去灰屑。本品皱缩而卷曲，花瓣多散落，完整者花萼钟状，黄绿色，花瓣黄色或黄白色，气微，味微苦。具有凉血止血、清肝泻火的功能。

2．炒黄

　　取净槐花，置炒制容器内，用文火加热，炒至表面深黄色，取出晾凉。本品形如槐花，表面深黄色。

3．炒炭

　　取净槐花，置炒制容器内，用中火加热，炒至表面焦褐色，取出凉透，表面焦褐色。

【质量标准】

《中国药典》2015年版规定：

（1）性状 本品皱缩而卷曲，花瓣多散落。完整者花萼钟状，黄绿色，先端5浅裂；花瓣5黄色或黄白色，1片较大，近圆形，先端微凹，其余4片长圆形。雄蕊10，其中9个基部连合，花丝细长。雌蕊圆柱形，弯曲。体轻。气微，味微苦。

（2）水分 不得过11.0%。

（3）总灰分 不得过14.0%。

（4）酸不溶性灰分 不得过8.0%。

（5）醇溶性浸出物 不得少于37.0%。

（6）含量测定 含芦丁（$C_{27}H_{30}O_{16}$）：槐花不得少于6.0%；槐米不得少于15.0%。

金莲花
Trollius chinensis

金莲花（*Trollius chinensis* Bunge）是毛茛科金莲花属植物，始载于《本草纲目拾遗》，又名旱金莲、金梅草、旱地莲、金疙瘩，味苦，性寒，无毒，具有清热解毒的功效；被《中药大辞典》收录，可供药用，对上呼吸道感染、扁桃体炎、咽炎和急性中耳炎等症有效，并对革兰阳性菌和多种病毒有明显的抑制作用。具有抗菌、抗病毒、抗肿瘤、抗氧化等活性，并在2003年被选为预防严重急性呼吸道综合征（SARS）疾病中的复合处方药物之一。分布于山西、河南北部、河北、内蒙古东部、辽宁和吉林的西部。生于海拔1000～2200 m的山地草坡或疏林下。有研究显示，将冀北山地的金莲花生境类型划分为湿地草甸、林中空地、林下、沟谷与荒坡5种类型，金莲花在湿地草甸中分布最多、产量最大，在沟谷与荒坡中分布较少，产量也较低。

【采　收】

金莲花的花期为6月末至8月初，每株开花5～12
朵，顶端先开放。采收季节每株上多数已有盛开和初
放的花，间有盛开过的花或花蕾。采收时，工人须戴
手套，将花朵轻轻摘下。留花柄不超过1 cm，采摘时
不能伤茎叶及其余花蕾。由于金莲花花期不一致，而
且每株顶端花先开，侧枝花后开，所以采收要分批进
行，一般为2～3次。同时，为了保持野生金莲花的自
然繁衍，采花时须留下部分健壮植株，使其进行自然
结实繁殖。

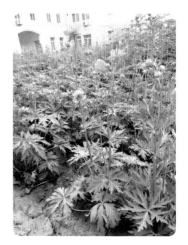

图8-3　金莲花

【加　工】

干燥方式一般以晒干、阴干和烘干为主。①晒干：金莲花采收后应迅速晒干，药材
呈黄棕色。如值雨季，若保管不当，则极易返潮引湿，而造成水分含量增高，药材颜色
容易变深，总黄酮含量也随之下降。自然晾晒处理的金莲花要平铺在毡布上，在晾晒
时要轻轻翻动，厚度不超过5 cm。采花后，不能长时间搁置，要及时干燥，以免发霉变
黑。②阴干：采花后可摊在苇席上置于阴凉通风处慢慢阴干。③烘干：采花后也可进行
烘干处理，烘干时花平铺在烘干托盘内，放入通风烘干箱，加热烘干，温度控制为不超
过50℃。

【炮制方法】

净制　除去梗、叶及杂质。

【质量标准】

《中国药典》2000年版附录ⅤB规定：
（1）性状　干燥的花朵外观形态，通常带有灰绿色的花柄，萼片与花瓣呈金黄色，
花瓣缩成线状，雄蕊黄白色，多数，气香，味微苦。
（2）含量测定　本品含总黄酮以无水芦丁计，不得少于9.0%。
（3）有机氯农药残留量　六六六[BHC]小于或等于0.1 mg/kg；五氯硝基苯[PCNB]小

于0.1 mg/kg；艾氏剂[Aldrin]≤0.02 mg/kg。

（4）重金属总量 ≤20.0 mg/kg，其中铅（Pb）≤0.3 mg/kg、镉（Cd）小于等于0.2 mg/kg、汞（Hg）≤0.2 mg/kg、砷（As）≤2.0 mg/kg。

（5）规格等级

一等 为花朵盛开期开放2～3天时采收的花，总黄酮含量10.5%以上，花朵整齐，保持金莲花的金黄色，无杂质无虫蛀，无霉变。

二等 为花蕾膨大期含苞欲放时采收的花，总黄酮含量9.5%以上，保持金莲花现蕾膨大期的本色，无杂质、虫蛀、霉变。虽含量较高，但花的产量不如盛开期高。

三等 在开花初期采收，总黄酮含量为8.0%以上，无虫蛀、霉变。

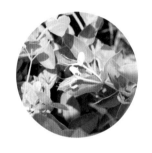

金银花 *Lonicera japonica*

本品为忍冬科植物忍冬（*Lonicera japonica* Thunb.）的干燥花蕾，又名金花、银花、双花、二花、忍冬花、金银花味甘，性寒；归肺、心、胃经；具有清热解毒、凉散风热等功效；用于痈肿疔疮、喉痹、丹毒、热血毒痢、风热感冒、瘟病发热等症。忍冬花蕾含黄酮类成分，为木犀草素及木犀草素-7-*O*-葡萄糖苷；并含肌醇、绿原酸、异绿原酸、皂苷及挥发油。具有抗菌、消炎抗病毒、降血脂等作用。金银花是药食同源品种之一，主产于河南、山东、河北等省区。产于山东（平邑、费县等）者称"东银花"，产于河南（密县、封丘）者称"南银花"，河北巨鹿被誉为"银花枸杞"之乡。

〔采 收〕

金银花每年开花时间因品种和气候的差异会有所不同，一般第一茬花开花较为集中，产量最高，此后会陆续开第二茬、第三茬、第四茬花。按照花蕾的发育程度，根据开花状态可分为7个时期，分别是幼蕾期（花蕾米粒大小，绿色）、三青期（花蕾唇部开始膨大，绿色）、二白期（花蕾上白下青）、大白期（花蕾上下全白）、银花期（白色花）、金花期（金黄色花）和凋花期（花朵开始萎缩凋谢）。综合考虑干物质含量和有效成分含量等因素，金银花的最佳采收时期是二白期和大白期。

金银花的采收宜晴天早晨露水刚干时，采收青色未开放的花蕾，色泽气味好，有效成分含量高。采摘花蕾时要注意轻摘、轻握、轻放，不要损伤花蕾。尽量只采摘达到采收标准的花蕾，不要携带叶子等其他杂质。采收后的花蕾要轻轻放入容器中，不要挤压，盛放花蕾的容器必须通风透气，一般使用竹、条等编制的篮子。采收后的金银花需及时加工，否则会导致花蕾变质，质量下降。

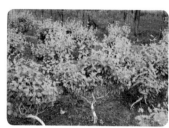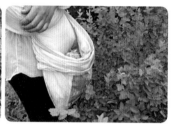

图8-4　金银花　　　　　　图8-5　金银花的采收

〔加　工〕

目前，金银花初加工一般采用日晒和烤房烘干两种方法。

1. 日晒

将采摘的鲜花均匀地撒在晾盘或编制工具（如条筐、苇席）上，不要直接撒放在泥土地面上，防止花蕾受潮变黑。摊晒的花蕾在未干前，不能触动，盛于晾晒工具内的，傍晚后可收回房内或棚下。花蕾晒至握之有声，一搓即碎，一折即断。

2. 烤房烘干

小型烤房一般烘烤鲜花500 kg左右，大型烤房一般烘烤鲜花1000 kg左右。每平方米放花蕾2.5 kg，厚度1 cm，可铺架14～18层。花架在烤房中架好后送入热风，此后花蕾的烘干经历塌架、缩身、干燥三个阶段。温度变化为40→50→60→70℃，烘干温度逐渐升高，此间要利用风机进行强制通风除湿，整个干燥过程历时16～20小时，待烤干后装袋保存。

〔炮制方法〕

1. 净制

鲜金银花经过日晒、阴干等方法获得的干品。

2. 炒黄

把金银花置锅内，用文火炒至深黄色为度。

3. 炒炭

用武火清炒（但火力不宜过大），将金银花炒至焦黄或稍黑，贮存备用。

【 质量标准 】

《中国药典》2015年版规定：

（1）性状　本品呈棒状，上粗下细，略弯曲，长2～3 cm，上部直径约3 mm，下部直径约1.5 mm。表面黄白色或绿白色（贮久色渐深），密被短柔毛。偶见叶状苞片。花萼绿色，先端5裂，裂片有毛，长约2 mm。开放者花冠筒状，先端二唇形；雄蕊5，附于筒壁，黄色；雌蕊1，子房无毛。气清香，味淡、微苦。

（2）水分　不得过12.0%。

（3）总灰分　不得过10.0%。

（4）酸不溶性灰分　不得过3.0%。

（5）重金属及有害元素　铅不得过5 mg/kg，镉不得过0.3 mg/kg，砷不得过2 mg/kg，汞不得过0.2 mg/kg，铜不得过20 mg/kg。

（6）按干燥品计算，含绿原酸（$C_{16}H_{18}O_9$）不得少于1.5%，木犀草苷（$C_{21}H_{20}O_{11}$）不得少于0.05%。

（7）规格等级

一等　干货。花蕾呈棒状，上粗下细，略弯曲。表面绿白色，花冠厚质稍硬，握之有顶手感。气清香，味甘微苦。无开放花朵，破裂花蕾及黄条不超过5%。无黑条、黑头、枝叶、杂质、虫蛀、霉变。

二等　干货。花蕾呈棒状，上粗下细，略弯曲。表面绿白色，花冠厚质硬，握之有顶手感。气清香，味甘微苦。开放花朵不超过5%，黑头，破裂花蕾及黄条不超过10%。无黑条、枝叶、杂质、虫蛀、霉变。

三等　干货。花蕾呈棒状，上粗下细，略弯曲。表面绿白色，花冠厚质硬，握之有顶手感。气清香，味甘微苦。开放花朵、黑条、不超过30%。无枝叶、杂质、虫蛀、霉变。

四等　干货。花蕾或开放花朵兼有。色泽不分。枝叶不超过3%。无杂质、虫蛀、霉变。

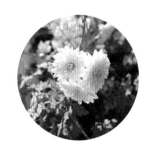

菊花

Chrysanthemum morifolium

　　本品为菊科植物菊（*Chrysanthemum morifolium* Ramat.）的干燥头状花序，性味甘，苦；微寒，归肺，肝经。具有养肝明目、疏风清热等功效。主治感冒风热、头痛、耳鸣、目赤、咽喉肿痛等症。花和茎叶含挥发油和黄酮类等成分；花又含菊苷、绿原酸及微量维生素B_1。挥发油主要含龙脑、樟脑、菊油环酮等。药材按产地和加工方法不同，有杭菊、亳菊、滁菊、贡菊和祁菊等。杭菊主产浙江桐乡和江苏射阳，有白菊和黄菊之分；亳菊主产安徽亳州；滁菊主产安徽滁州；贡菊主产安徽歙县一带，亦称徽菊，浙江德清亦产，另称德菊；祁菊主产河北安国。此外，还有产自河南的怀菊、四川的川菊和山东的济菊等。菊在我国分布范围广，主要分布于安徽、浙江、河南、河北、湖南、湖北、四川、山东、陕西、广东、天津、山西、江苏、福建、江西、贵州等省市。

【采　收】

　　因产地或品种不同，各地菊花采收时期和方法略有不同，一般当一块田里花蕾基本开齐、花瓣普遍洁白时，即可收获。在10月中旬至11月初花开时，待花瓣平展，由黄转白而略带黄心时，选择晴天露水干后或午后分批采收，花瓣含水量少，易干燥，色泽好，品质好。采花标准：花瓣平直，有80%的花心散开，花色洁白。如遇早霜，则花色泛紫，药材等级下降。

　　菊花采收时，用清洁、通风良好的竹编筐篓等，选择晴天露水干后采收。特殊情况下，如遇雨或露水，则应将湿花晾干，否则容易腐烂、变质。采花时，用两个手指将花向上轻托，不仅省时省力，而且花不带叶，且花梗短。采时将好花、次花分开放置，并防止混入其他杂质混入花内。采花时不能紧压，以免损坏花瓣，过紧或过多堆放易因不透气而造成变色、变质。

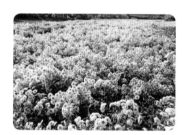

图8-6　菊花

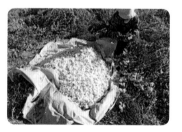

图8-7　菊花的采收

〖加 工〗

菊花加工场所应宽敞、干净、无污染源，加工期间不应存放其他杂物，应禁止家禽、家畜及宠物出入加工场所。可使用竹子、藤条、无异味木材等天然材料和不锈钢、铁制材料、食品级塑料制成的器具。所有工具均应清洗干净后使用，烘制时不能用塑料器具，严格控制加工操作程序。菊花传统初加工方法因栽培品种和产地有所差异。

1. 滁菊

采摘后，将鲜花放在竹匾上阴干，不宜曝晒。

2. 贡菊与祁菊

采下鲜花要摊开薄放，防止积压发热引起变色变质，然后立即在烘房内烘焙。先将鲜花摊放在竹帘或竹匾上，要求单层均匀排放不见空隙。烘焙炭火要求盖灰不见明火，温度保持40～50℃。晴天干花第1轮烘焙需2.5～3小时，雨天水花第1轮烘焙需5.5～6小时。待烘焙至九成干后再转入第2轮烘焙，先调节炭火约为第1轮的1/3火力，烘房温度低于40℃，时间需1.5～2.5小时，当花烘焙至象牙白色时，即取出干燥阴凉。在整个烘焙过程中，要经常检查火力和温度（可用温度计观察），温度过高，花易焦黄；温度过低，花易变色降质。

3. 杭菊

主要采用蒸花法，干燥快，质量佳。具体方法：将在阳光下晒至半干程度的花放在蒸笼内，铺放不宜过厚，摆放3 cm左右厚度，准备蒸花。蒸花时每次放三只蒸匾，上下搁空，蒸时注意火力，既要猛又要均匀，锅水不能过多，以免水沸到蒸匾上形成"浦汤花"而影响质量，以蒸一次添加一次水为宜，水上面放置一层竹制筛片铺纱布，可防沸水上窜。每锅以"圆汽"约4分钟为宜，如过久则使香味减弱而影响质量，并且不易晒干。没有蒸透心者，则花色不白，易腐变质。将蒸好的菊花放在竹制的晒具内，进行曝晒，对放在竹匾里的菊花不能翻动。晚上菊花收进室内也不能挤压。待晒3～4天后可翻动一次，再晒3～4天后基本干燥，暂时收贮几天，待"还性"后再晒1～2天，晒到菊花花心（花盘）完全变硬，便可贮藏。

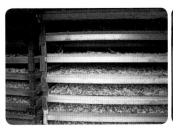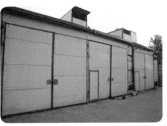

图8-8　烘干

4. 黄菊花

烘菊花通常以黄菊花为主，将鲜花置烘架上，用炭火烘焙，并不时翻动，烘至七八成干时停止烘焙，放室内几天后再烘干或晒干。蒸花后若遇雨天多，产量大，也可以用此法烘花。此法的缺点是成本大，易散瓣。

5. 亳菊和怀菊

将采收后的菊花先经阴干，随后再熏白、晒干。即将菊花枝成把倒挂在屋檐下、廊下或通风的空屋内阴干，一般20天左右。至花有八成干时，将花摘下，入熏房用硫黄熏白，一般需连续熏24~36小时，平均每千克硫磺可熏干花10~15 kg，熏白后，在室外薄薄摊开，晒1天就可干燥。

【炮制方法】

净制　拣去杂草，阴干、生晒。

【质量标准】

《中国药典》2015年版规定：

（1）性状

亳菊　呈倒圆锥形或圆筒形，有时稍压扁呈扇形，直径1.5~3 cm，离散。总苞碟状；总苞片3~4层，卵形或椭圆形，草质，黄绿色或褐绿色，外面被柔毛，边缘膜质。花托半球形，无托片或托毛。舌状花数层，雌性，位于外围，类白色，径直，上举，纵向折缩，散生金黄色腺点；管状花多数，两性，位于中央，为舌状花所隐藏，黄色，顶端5齿裂。瘦果不发育，无冠毛。体轻，质柔润，干时松脆。气清香，味甘、微苦。

滁菊　呈不规则球形或扁球形，直径1.5~2.5 cm。舌状花类白色，不规则扭曲，内卷，边缘皱缩，有时可见淡褐色腺点；管状花大多隐藏。

贡菊　呈扁球形或不规则球形，直径1.5~2.5 cm。舌状花白色或类白色，上部反折，边缘稍内卷而皱缩，通常无腺点；管状花少，外露。

杭菊　呈碟形或扁球形，直径2.5~4 cm，常数个相连成片。舌状花类白色或黄色，平展或微折叠，彼此粘连，通常无腺点；管状花多数，外露。

怀菊　呈不规则球形或扁球形，直径1.5~2.5 cm。多数为舌状花，舌状花类白色或黄色，不规则扭曲，内卷，边缘皱缩，有时可见腺点；管状花大多隐藏。

（2）水分　不得过15.0%。

（3）按干燥品计算，绿原酸（$C_{16}H_{18}O_9$）含量不得少于0.20%，含木犀草苷

（$C_{21}H_{20}O_{11}$）不得少于0.080%，含3,5-O-二咖啡酰基奎宁酸（$C_{25}H_{24}O_{12}$）不得少于0.70%。

（4）规格等级

①亳菊花

一等　干货。呈圆珠笔盘或扁扇形。花朵大、瓣密、胞厚、不露心、花瓣长宽，白色，近基部微带红色。体轻，质柔软。气清香，味甘微苦，无散朵、枝叶、杂质、虫蛀、霉变。

二等　干货。呈圆珠笔盘或扁扇形。花朵中个、色微黄，近基部基部微带红色。气芳香，味甘微苦。无散朵、枝叶、杂质、虫蛀、霉变。

三等　干货。呈圆盘形或扁扇形。花朵小，色黄或暗。间有散朵。杂质不超过5%。无杂质、虫蛀、霉变。

②滁菊花

一等　干货。呈绒球状或圆形（多为头花）。朵大色粉白、花心较大、黄色。质柔。气芳香，味甘微苦。不散瓣。无枝叶、杂质、虫蛀、霉变。

二等　干货。呈绒球状或圆形（即二水花）。色粉白，朵均匀，不散瓣、无枝叶、杂质、虫蛀、霉变。

三等　干货。呈绒球状，朵小、色次（即尾花）。间有散瓣、并条，无杂质、虫蛀、霉变。

③贡菊花

一等　干货。花头较小，圆形，花瓣密、白色。花蒂绿色，花心小、淡黄色、均匀不散朵、体轻、质柔软。气芳香，味甘微苦。无枝叶、杂质、虫蛀、霉变。

二等　干货。花头较小，圆形，色白、花心淡黄色，朵欠均匀，气芳香，味甘微苦。无枝叶、杂质、虫蛀、霉变。

三等　干货。花头小，圆形，色白，花心淡黄色，朵不均匀。气芳香，味甘微苦，间有散瓣。无枝叶、杂质、虫蛀、霉变。

④药菊（怀菊、川菊、资菊）

一等　干货。呈圆形盘或扁扇形。朵大、瓣长，肥厚。花黄白色，间有淡红或棕红色。质松而柔。气芳香，味微苦。无散朵、枝叶、杂质、虫蛀、霉变。

二等　干货。呈圆形或扁扇形。朵较瘦小，色泽较暗。味微苦。间有散朵。无杂质、虫蛀、霉变。

⑤杭白菊

一等　干货。蒸花呈压缩状。朵大肥厚，玉白色。花心较大、黄色。气清香，味甘微苦。无霜打花、蒲汤花、生花、枝叶、杂质、虫蛀、霉变。

二等　干货。蒸花呈压缩状。花朵小、玉白色、心黄色。气清香，味甘微苦。间有不严重的霜打花和蒲汤花。无枝叶、杂质、虫蛀、霉变。

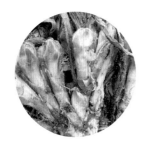

款冬花
Tussilago farfara

本品为菊科植物款冬（*Tussilago farfara* L.）的干燥花蕾，又名冬花、九九花等。历版《中国药典》均有收载，款冬花性温，味辛、微苦。归肺经，具有润肺下气、止咳化痰等功能，临床用于治疗新久咳嗽、喘咳痰多、劳嗽咯血，疗效显著。款冬花为止咳平喘方剂中的常用中药。其主要成分有绿原酸、芦丁、款冬酮等。目前，款冬花药材来源以人工栽培品为主，甘肃、陕西、内蒙古、河北、山西等地均有较大规模栽培。

【采　收】

款冬花在栽种当年的初冬（10月中旬至11月上旬）土壤封冻前，花蕾苞叶呈紫红色、尚未出土时采收。采收过早花蕾尚在土内，不易寻找；过迟花蕾已开，品质下降，不宜再作药用。

采收时先将植株地下根状茎刨出，将花蕾从茎基部连同花梗一起采下，轻轻放入竹筐内，注意不可重压。采后将刨出的根状茎仍埋在地下，以待来年早春继续采收。采下的花蕾应尽量避免被雨露霜雪淋湿，花蕾上带有的少量泥土，也不可用水冲洗揉擦，否则会使花蕾颜色变黑，质量下降。

【加　工】

花蕾运回后，先置于干燥通风处摊晾3～4天，待水汽散失后再筛除泥土杂质，除尽花梗，晾晒至全干。晾晒期间若遇连续阴雨，可将其置于烘房内烘干，但烘干时须注意：一是花蕾不可摊放过厚，5～7 cm即可；二是炕房内温度宜保持在40～50℃，烘干所用时间不能过长；三是烘干过程中不要翻动，防

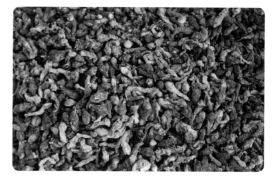

图8-9　加工后的款冬花

止外层苞叶破损，影响产品外观质量。

干燥的花蕾，气清香，味微苦辛，嚼之如絮；以身干、朵大、肥壮、完整、花梗短、色紫红鲜艳，香气浓郁者为佳，一般每亩可收干燥花蕾50 kg左右，高产地块可达70~80 kg。款冬花完全干透后，须及时装入木箱，存放于干燥通风处，防止受潮、发霉和虫蛀。为除湿保持干燥，还可在箱内放置少许木炭，以吸收水分。

【 炮制方法 】

1. 净制

取原药材，除去杂质及残梗，筛去灰屑。

2. 蜜炙

取炼蜜，加适量开水稀释，加入净款冬花中拌匀，闷润，置炒制容器内，文火炒至棕黄色，不粘手时取出放凉。款冬花每100 kg，用炼蜜25 kg。

【 质量标准 】

《中国药典》2015年版规定：

（1）性状 本品呈长圆棒状。单生或2~3个基部连生，长1~2.5 cm，直径0.5~1 cm。上端较粗，下端渐细或带有短梗，外面被有多数鱼鳞状苞片。苞片外表面紫红色或淡红色，内表面密被白色絮状茸毛。体轻，撕开后可见白色茸毛。气香，味微苦而辛。

（2）浸出物 款冬花不得少于20.0%，蜜款冬花浸出物不得少于22.0%。

（3）含量测定 款冬花款冬酮（$C_{23}H_{34}O_5$）不得少于0.070%。

（4）规格等级

一等 干货。呈长圆形，单生或2~3个基部连生，苞片呈鱼鳞状，花蕾肥大，个头均匀，色泽鲜艳。表面紫红或粉红色，体轻，撕开可见絮状毛茸。气微香，味微苦。黑头不超过3%。花柄长不超过0.5 cm。无开头、枝秆、杂质、虫蛀、霉变。

二等 干货。呈长圆形，苞片呈鱼鳞状，个头瘦小，不均匀，表面紫褐色或暗紫色，间有绿白色，体轻，撕开可见絮状毛茸。气微香，味微苦。开头、黑头均不超过10%，花柄长不超过1 cm。无枝秆、杂质、虫蛀、霉变。

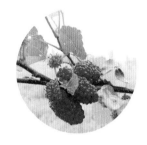

桑叶
Morus alba

本品为桑科植物桑（*Morus alba* L.）的干燥叶。性寒，味甘、苦。归肺、肝经。具有疏散风热、清肺润燥、清肝明目的作用。用于风热感冒、肺热燥咳、头晕头痛、目赤昏花等症。桑叶主要含黄酮类化合物：芦丁、桑苷、异槲皮苷；生物碱类化合物：胡芦巴碱、胆碱、腺嘌呤；香豆素类化合物：伞形花内酯、东莨菪素。此外，尚含多种氨基酸、有机酸、维生素、甾体化合物和三萜类化合物。桑椹为桑的干燥果实。甘、酸，寒。归心、肝、肾经。滋阴补血，生津润燥。用于肝肾阴虚，眩晕耳鸣，心悸失眠，须发早白，津伤口渴，内热消渴，肠燥便秘。主产于河南、河北、安徽、浙江、江苏、湖南、四川等省。

【采 收】

桑树一般在3月上中旬开始萌动，3月下旬、4月上旬发芽，从5月上中旬进入旺盛生长期，持续到9月上中旬进入缓慢生长期，到11月上中旬桑树开始落叶，12月中下旬进入休眠状态。桑叶多于霜降后9~10月间采收，采收自落者或用杆子打下，除去杂质，晒干。

桑叶常用的采摘方法有采片叶、采芽叶和采枝条叶等。要根据各个季节桑树的生长特点来确定桑叶的合理收获方法。采片叶、采芽叶作普通育，采枝条叶主要用于条桑育。桑树的伐条方式因收获方式不同分为全园伐条、隔行伐条、区内轮伐和全园隔年伐条等。全园伐条为生产上最普遍的伐条方式，又分为春伐和夏伐，全园春伐适用于桑园树势弱，需要复壮或蚕茧市场不景气的年景；全园夏伐则用于桑园树势旺盛，蚕茧市场较好的年景。隔行伐条、区内轮伐是桑树轮伐的两种方式，隔行伐条是指在园区内隔行春伐1/2桑树，而将1/2桑树进行夏伐；区内轮伐是指在园区春伐2/3桑树，而将1/3桑树留作夏伐，主要用于蚕种不能满足需要或劳动力紧张等情况。全园隔年伐条主要用于劳动力紧张，蚕茧市场较好的年景。

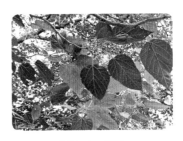

图9-1　桑叶

1. 春季桑叶收获方法

1～2龄稚蚕期选采枝条梢端。3～4叶位适熟叶（以下各蚕期稚蚕采叶标准与此相同），3～4龄采芯芽叶，5龄期对夏伐桑园则分批伐条，伐条时间一般为5月下旬至6月上旬；隔年伐条桑园应在每根枝条基部保留2～4条壮梢继续生长，每条梢端保留4～5片叶不采。

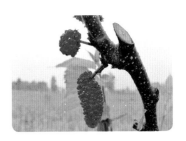

图9-2　桑椹

2. 夏秋季桑叶收获方法

收获方法　夏伐桑园采夏叶，应以养树为主，养蚕为辅，每亩桑园留条数为8000～12000条，结合疏芽，采枝条基部4～5片叶养蚕，夏伐桑园最好不要采夏叶养蚕；早秋蚕期采叶结束，枝条梢端至少保留有15片桑叶继续生长；中秋蚕期采叶结束，枝条梢端至少保留有7～8片桑叶继续生长；晚秋蚕期采叶结束，枝条梢端至少保留有3～4片桑叶继续生长。此外，全年蚕期采叶结束必须在枝条梢端保留3～4叶不采，用于桑树营养积累，以便为来年春叶丰产打下基础。

〔加　工〕

采摘新鲜的桑叶，摊青，杀青，揉捻，干燥定型。

摊青通过摊放使鲜叶适当失水，叶片变柔软，韧性增强，便于定型。此外，还可以消除青草味，鲜叶清香欲现，利于提升香气。要求鲜叶只失水而不失活，以鲜叶舒展有活力、有光泽、软硬适中、不发生任何红变为标准。将采摘后的新鲜桑叶及时摊薄在室内洁净的竹匾或水泥平地上散失水分，环境要求洁净、凉爽、通风，不宜阳光直射；摊放厚度为10～15 cm，按50 cm宽成1垄，中间隔开便于透气，以不发热为宜，摊放至达到仓储要求。

杀青一般是利用高温导致酶类失活，制止酶促反应，保持良好色泽及内质成分。此外，杀青还可以改善香味，同时蒸发部分水分，使叶质柔软。经杀青，要求桑叶水分蒸发至60%~64%，叶色由鲜绿变为暗绿，表面光泽消失，手捏叶质柔软，可紧握成团，且折而不断，散发桑叶香味。桑叶杀青常用微波杀青、蒸汽杀青、滚筒杀青、锅炒杀青等方法。

常用的干燥方法为炒制烘焙法和热风烘干法。干燥时，先用 100~110℃高温干燥至水分含量10%左右，再用70~100℃低温干燥至水分含量7%左右，有必要时，可借高温提香，使水分含量减少到3%~5%。

桑椹 4~6月果实变红时采收，晒干，或略蒸后晒干。

【炮制方法】

1. 净制

（1）桑叶 取原药材，除去杂质，搓碎，去柄，筛去灰屑。

（2）桑椹 取原药材，除去杂质，抢水洗净，干燥。

2. 蜜炙

取熟蜜，加适量开水稀释，淋入净桑叶内拌匀，闷润至透，置炒制容器内，用文火加热，炒至表面深黄色、不粘手为度，取出晾凉。蜜桑叶本品形如桑叶碎片，表面暗黄色，微有光泽，略带黏性、味甜。

每100 kg桑叶，用熟蜜25 kg。

【质量标准】

《中国药典》2015年版规定：

（1）性状

①桑叶 本品多皱缩、破碎。完整者有柄，叶片展平后呈卵形或宽卵形，长8~15 cm，宽7~13 cm。先端渐尖，基部截形、圆形或心形，边缘有锯齿或钝锯齿，有的不规则分裂。上表面黄绿色或浅黄棕色，有的其小疣状突起；下表面颜色稍浅，叶脉突出，小脉网状，脉上被疏毛，脉基具簇毛。质脆。气微，味淡、微苦涩。

②桑椹 本品为聚花果，由多数小瘦果集合而成，呈长圆形，长1~2 cm，直径0.5~0.8 cm。黄棕色、棕红色或暗紫色，有短果序梗。小瘦果卵圆形，稍扁，长约2 mm，宽约1 mm，外具肉质花被片4枚。气微，味微酸而甜。

（2）水分 桑叶不得过15.0%，桑椹不得过18.0%。

（3）总灰分 桑叶不得过13.0%，桑椹不得过12.0%。

（4）酸不溶性灰分 不得过4.5%。

（5）浸出物　照醇溶性浸出物测定法的热浸法测定，用无水乙醇作溶剂，不得少于5.0%。

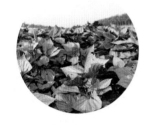

紫苏叶
Perilla frutescens

紫苏（*Perilla frutescens* L.）为一年生草本植物，唇形科紫苏属，是传统的药食两用植物，也是卫生部首批颁布的既是食品也是药品的60种中药之一。该植物原产于喜马拉雅山脉及我国中南部地区，我国华北、华南、华中、西南及台湾地区都有野生和栽培种，种植历史悠久。紫苏的药用部位是叶、梗、籽，分别来源于其干燥叶、干燥茎和果实，紫苏叶具有解表散寒、行气和胃等功效；紫苏梗具有理气宽中、止痛、安胎等功效；紫苏子具有降气消痰、平喘、润肠等功效。紫苏含多种化学成分，主要有挥发油、脂肪酸、酚酸类化合物、黄酮类化合物、三萜类、花青素类和苷类化合物，以及蛋白质及微量元素。我国现已研制出通宣理肺丸、参苏丸等10多种含有紫苏的中药制剂。除可以药用外，紫苏还具有极高的营养价值，是一种时尚的蔬菜和保健品。

【采　收】

紫苏叶，夏季枝叶茂盛时采收；紫苏梗，秋季果实成熟后采割；紫苏子，于9月下旬至10月中旬，种子大部分成熟时收割，每公顷可收种子600～750 kg。

【加　工】

全苏　以身干，茎叶俱全，香气浓者为佳；苏梗：以身干，外皮棕黄色或紫色，香气浓者为佳；苏子：以干燥，籽粒饱满，灰褐色，油性足者为佳（白苏子色为灰白色，中药称玉苏子）；苏叶：以身干，青紫色，香气浓郁者为佳；苏油：以棕色澄明，香气浓郁，无水层，无杂质者为佳。

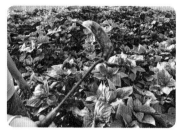
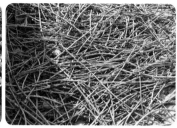
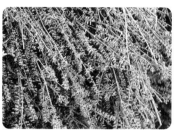

图9-3　紫苏叶的采收　　　　图9-4　紫苏梗的采收　　　　图9-5　紫苏子的采收

【炮制方法】

1. 紫苏叶

除去杂质和老梗或喷淋清水，切碎，干燥。本品呈不规则的段或未切叶。叶多皱缩卷曲、破碎，完整者展平后呈卵圆形。边缘具圆锯齿。两面紫色或上表面绿色，下表面紫色，疏生灰白色毛。叶柄紫色或紫绿色。带嫩枝者，枝的直径2~5 mm，紫绿色，切面中部有髓。气清香，味微辛。

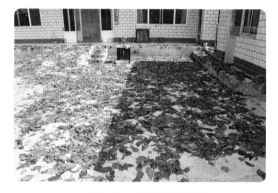

图9-6　紫苏叶的晾晒

2. 紫苏子

（1）净制　取原药材，洗净，干燥。用时捣碎。

（2）炒黄　取净紫苏子，置炒至容器内，用文火加热，炒至有爆裂声，表面颜色加深，断面浅黄色，且香气逸出时，取出晾凉。用时捣碎。

（3）蜜炙　取熟蜜，加适量开水稀释，与净紫苏子拌匀，稍闷，文火炒至

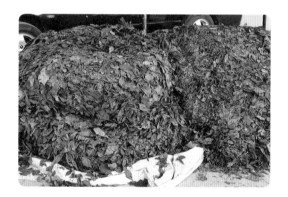

图9-7　紫苏叶打包

深棕色，不粘手时取出。每100 kg紫苏子，用熟蜜10 kg。

（4）去油制霜法　取净紫苏子，研如泥状，加热，用布或吸油纸包裹，压榨去油，至药物不再黏成饼，成松散粉状为度，研细。

【质量标准】

《中国药典》2015年版规定：

1. 紫苏叶

（1）性状　本品叶片多皱缩卷曲、破碎，完整者展平后呈卵圆形，长4～11 cm，宽2.5～9 cm。先端长尖或急尖，基部圆形或宽楔形，边缘具圆锯齿。两面紫色或上表面绿色，下表面紫色，疏生灰白色毛，下表面有多数凹点状的腺鳞。叶柄长2～7 cm，紫色或紫绿色。质脆。带嫩枝者，枝直径2～5 mm，紫绿色，断面中部有髓。气清香，味微辛。

（2）水分　不得过12.0%。

（3）含量测定　本品含挥发油不得少于0.40%。

2. 紫苏梗

（1）性状　本品呈方柱形，四棱钝圆，长短不一，直径0.5～1.5 cm。表面紫棕色或暗紫色，四面有纵沟和细纵纹，节部稍膨大，有对生的枝痕和叶痕。体轻，质硬，断面裂片状。切片厚2～5 mm，常呈斜长方形，木部黄白色，射线细密，呈放射状，髓部白色，疏松或脱落。气微香，味淡。

（2）水分　不得过9.0%。

（3）总灰分　不得过5.0%。

（4）含量测定　本品按干燥品计算，含迷迭香酸（$C_{18}H_{16}O_8$）不得少于0.10%。

3. 紫苏子

（1）性状　本品呈卵圆形或类球形，直径约1.5 mm。表面灰棕色或灰褐色，有微隆起的暗紫色网纹，基部稍尖，有灰白色点状果梗痕。果皮薄而脆，易压碎。种子黄白色，种皮膜质，子叶2，类白色，有油性。压碎有香气，味微辛。

（2）水分　不得过8.0%。

（3）含量测定　本品按干燥品计算，含迷迭香酸（$C_{18}H_{16}O_8$）不得少于0.25%。

第十章

皮 类

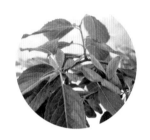

杜仲
Eucommia ulmoides

本品为杜仲科植物杜仲（*Eucommia ulmoides* Oliv.）的干燥树皮，性温，味甘。具有补肝肾、强筋骨、安胎等功效。用于肝肾不足、腰膝酸痛、筋骨无力、头晕目眩、妊娠漏血、胎动不安等症。杜仲主要含有杜仲胶、桃叶珊瑚苷、松脂醇二葡萄糖苷、白桦脂醇等。杜仲胶含量因树龄和厚薄不同而不同，陈杜仲约含20%，厚杜仲皮14.32%，薄杜仲皮为11.4%，老细枝约18.10%，干嫩枝4.67%。此外，尚含树脂、鞣质、还原糖等。主产于湖北、四川、贵州、云南等省，河北部分地区也有少量种植。多为栽培品。

【采 收】

1. 整株采收

采收季节在4～7月，先在近地面处割一环状切口，深达茎的木质部，按商品规格所需长度向上量取，再割一环状切口，并用环割刀纵割一刀，用竹片剥下树皮，然后砍倒树木，按前法继续剥皮，剥完为止。

2. 环剥采收

（1）环剥时期及气候　杜仲剥皮后，树皮再生成功率与形成层活动旺盛程度有关。这不仅被生产经验所证实，而且具有充分的理论依据。因各地气候条件不一样，特别是温度、湿度差异较大，从而导致杜仲茎中形成层活动能力不一样，所以各地最佳环剥时期也不相同。但大致时期在5月上旬至7月上旬。环状剥皮除选择适当时期外，还应选择天气。

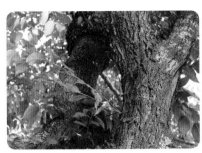

图10-1 杜仲皮

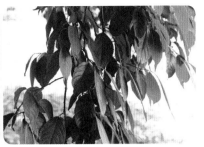

图10-2 杜仲叶

在雨天剥皮,暴露在木质部表层的细胞会吸水胀破或滋生病菌,刀口不能很好愈治,形成新皮(剥皮后5小时要避免雨害);在晴天剥皮,未成熟的木质部细胞会直接暴露在烈日下,使水分急剧蒸腾而脱水或被紫外线灼伤,也不易愈合形成新皮。因此,阴而无雨的天气环剥最好。

(2)环剥方法 选择长势旺盛的杜仲树,先在树干分枝下面横割一刀,再纵割一刀,呈T字形,深达韧皮部,但不要伤害木质部,然后橇起树皮,沿横割的刀痕向下撕至距地面10 cm处,再割下树皮。剥皮时动作要轻,不能戳伤木质部外层的幼嫩部分。更不能用手触摸,否则会变黑死亡。十年生杜仲环剥后经过三年新皮能长到正常厚度,又可再行剥皮。

(3)加速剥皮再生的方法 由于剥皮后遇到异常天气(烈日或阴雨),再生新皮所需时间较长,品质不佳。以透明塑料薄膜包裹,不仅形成层发育较快,而且分化也较迅速,一般在21天左右可形成向内分化的木质部和向外分化的韧皮部。而同样是这种分化,在剥面完全暴露的情况下,则需要一个月左右的时间。目前常用方法为:①以透明塑料薄膜保护的,剥面很快变为黄绿色,渐变成绿色,剥皮后一个月取下塑料薄膜时,表面仍呈绿色。②用牛皮纸作为剥面保护物,在环剥皮后,及时包裹一圈牛皮纸,上下两端要超过剥面高度8 cm,用塑料条紧扎在未剥的原皮上,接口用胶水黏住(不要触及剥面),7天后取掉牛皮纸即可(牛皮纸保存好,以后还可以再用)。此外,有些地方为了防止牛皮纸触及剥面,先用4~6条竹条(长度超过剥面高度8 cm左右)环绕木质部,按等距离排放一圈,竹条上下两端搭放在树干未剥的原皮上,并用塑料条缠扎,然后再在竹条外边包被牛皮纸,上下两端用塑料条包扎一圈,接口用胶水黏住。③原皮包裹:把剥下的杜仲皮仍然复位在原剥皮处,两端用塑料条扎紧即可,7天后取掉。

3. 树叶采收

在年周期中,杜仲叶具有次生代谢物生长积累的动态变化。绿原酸含量以6月、11月最高,5月最低;桃叶珊瑚苷在6月、11月含量最高,7月、8月最低;京尼平苷酸在6月含量最高,5月、11月最低;总黄酮以5月含量最高,10月最低。杜仲胶含量以5~6月最高，以后逐渐下降。次生代谢物含量与树体年生长速率存在一定关系；可以根据不同需要，选择不同时间，采摘树叶，拣出枯枝烂叶即可。

【加　工】

剥下的树皮经开水烫后，叠放在垫草的平地上，上盖木板，加石块压平，四周覆盖稻草使其"发汗"。一周后堆中杜仲的内皮变为黑褐色或紫黑色，取出晒干，刮去粗皮即可分级。

杜仲叶采收后要先摊放在室内，应及时进行杀青处理。常见杀青方法是以普通铁锅炒制，翻炒至叶面失去光泽、叶色暗绿、叶质柔软、手握叶不粘手、失重30%左右即可；也可以用杀青锅，在200℃左右的温度下杀青处理5分钟。专门制胶用的杜仲叶不作杀青处理，但杀青处理后的杜仲叶仍可提取杜仲胶。

【炮制方法】

1．切制

取原药材，刮去粗皮，洗净，切丝或块，干燥。

2．盐炙法

取杜仲丝或块，加盐水拌匀，稍闷，待盐水被吸尽后，置炒制容器内，用中火炒至胶丝易断、表面焦褐色时，取出晾凉。每100 kg杜仲块或丝，用食盐2 kg。

【质量标准】

《中国药典》2015年版规定：

（1）性状　本品呈板片状或两边稍向内卷，大小不一，厚3～7 mm。外表面淡棕色或灰褐色，有明显的皱纹或纵裂槽纹，有的树皮较薄，未去粗皮，可见明显的皮孔。内表面暗紫色，光滑。质脆，易折断，断面有细密、银白色、富弹性的橡胶丝相连。气微，味稍苦。

（2）水分　不得过13.0%。

（3）总灰分　不得过10.0%。

（4）浸出物　不得少于12.0%。

（5）规格等级

特等　干货。呈平板状，两端切齐，去净粗皮。表面呈灰褐色，里面黑褐色、质脆。断处有胶丝相连。味微苦。整张长70～80 cm，宽50 cm以上。厚0.7 cm以上，碎块不超过10%。无卷形、杂质、霉变。

一等 干货。呈平板状，两端切齐，去净粗皮。表面呈灰褐色，里面黑褐色。质脆。断处有胶丝相连，味微苦。整张长40 cm以上，厚0.5 cm以上，碎块不超过10%。无卷形、杂质、霉变。

二等 干货。呈板片状或卷曲状。表面呈灰褐色，里面青褐色、质脆。断处有胶丝相连，味微苦。整张长40 cm以上，宽30 cm以上，厚0.3 cm以上。碎块不超过10%。无杂质、霉变。

三等 干货。凡不合特、一、二等标准，厚度最薄不得小于0.2 cm，包括枝皮、根皮、碎块，均属此等。无杂质、霉变。

参考文献

[1] 国家药典委员会. 中华人民共和国药典（一部）[M]. 北京：中国医药科技出版社，2015.

[2] 中国科学院中国植物志编委会. 中国植物志[M]. 北京：科学出版社. 2004.

[3] 罗光明，刘合刚. 药用植物栽培学[M]. 上海：上海科学技术出版社，2013.

[4] 巢建国. 中药资源学[M]. 北京：中国医药科技出版社，2014.

[5] 国家医药管理局. 七十六种药材商品规格标准[S]. 北京：中华人民共和国卫生部，1984.

[6] 国家中医药管理局《中华本草》编委会. 中华本草[M]. 上海：上海科学技术出版社，1999.

[7] 杜怡斌. 河北野生资源植物志[M]. 保定：河北大学出版社，2000.

[8] 张春凤. 中药炮制学[M]. 北京：中国医药科技出版社，2015.

[9] 李峰. 中药商品学[M]. 北京：中国医药科技出版社，2014.

[10] 张明心. 药材资料汇编[M]. 北京：中国商业出版社，1999.

[11] 谢宗万. 中药品种理论与应用[M]. 北京：人民卫生出版社，2008.

[12] 郑玉光. 酸枣仁生产加工适宜技术[M]. 北京：中国医药科技出版社，2018.

[13] 王喜军. 中药鉴定学[M]. 北京：人民卫生出版社，2016.

[14] 杨太新，谢晓亮. 河北省30种大宗道地药材栽培技术[M]. 北京：中国医药科技出版社，2017.

[15] 卫莹芳. 中药材采收加工及贮运技术[M]. 北京：中国医药科技出版社，2007.

[16] 赵渤. 药用植物栽培采收与加工[M]. 北京：中国农业出版社，2000.

[17] 孙超. 中药材栽培与加工技术[M]. 北京：科学出版社，2015.

[18] 高学敏. 中药学[M]. 北京：中国中医药出版社，2002.

[19] 河北植物志编辑委员会. 河北植物志(第2卷)[M]. 石家庄：河北科学技术出版社，1989.

[20] 赵建成，谢晓亮. 河北珍稀濒危药用植物资源[M]. 北京：科学出版社，2015.

[21] 中国医学科学院药物研究所. 中药志[M]. 北京：人民卫生出版社，1959.

[22] 范崔生. 中药采收鉴别应用全书[M]. 南昌：江西科学技术出版社，1995.

[23] 胡瑛君. 药食同源[M]. 北京：中医古籍出版社，2016.

[24] 彭成. 中华道地药材[M]. 北京：中国中医药出版社，2012.

[25] 金世元. 金世元中药材传统经验鉴别[M]. 北京：中国中医药出版社，2010.

[26] 苏敬. 新修本草[M]. 合肥：安徽科学技术出版社，1981.

[27] 孙星衍. 神农本草经[M]. 北京：中医古籍出版社，1982.